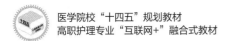

医学院校"十四五"规划教材

高职护理专业"互联网+"融合式教材

总主编 唐红梅

# 护理人文与职业修养

主编◎林 慧 刘善丽

## 数字教材

**使用说明：**

1. 刮开封底二维码涂层，扫描后下载"交我学"APP
2. 注册并登录，再次扫描二维码，激活本书配套数字教材
3. 如所在学校有教学管理要求，请学生向老师领取"班级二维码"，使用APP扫描加入在线班级
4. 点击激活后的数字教材，即可查看、学习各类多媒体内容
5. 激活后有效期：1年
6. 内容问题可咨询：021-61675196
7. 技术问题可咨询：029-68518879

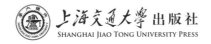

上海交通大学出版社

SHANGHAI JIAO TONG UNIVERSITY PRESS

**内容提要**

本教材为高职护理专业"互联网＋"融合式系列教材之一。全书共分为三个部分,第一部分为护理人文修养,包括护理人文关怀和护士修养;第二部分为护理礼仪,包括护士职业礼仪、社交礼仪、求职礼仪等;第三部分为人际沟通,包括护理工作中的语言沟通、非语言沟通,以及护理工作中的关系沟通等。全书共十章,各章以章前引言概述本章内容,提出学习目标,通过案例讨论引出章节内容;学习导引以思维导图的模式概括了章节中各个知识点,帮助学生学习和记忆。通过扫描封底二维码可以链接数字资源,包括教学 PPT、拓展阅读、在线课程、复习与自测等,可以开阔学生的视野,拓展学生的知识面。

本教材适用于高职高专护理专业的学生使用,也可作为其他医学专业教学和护士资格考试参考用书。

**图书在版编目(CIP)数据**

护理人文与职业修养/林慧,刘善丽主编.—上海:
上海交通大学出版社,2023.8
高职护理专业"互联网＋"融合式教材/唐红梅总主
编
  ISBN 978 - 7 - 313 - 29047 - 2

  Ⅰ.①护…  Ⅱ.①林…②刘…  Ⅲ.①护理学−医学
伦理学−高等职业教育−教材②护士−职业道德−高等职
业教育−教材  Ⅳ.①R47②R192.6

  中国国家版本馆 CIP 数据核字(2023)第 122501 号

**护理人文与职业修养**

**HULI RENWEN YU ZHIYE XIUYANG**

主  编:林 慧 刘善丽
出版发行:上海交通大学出版社          地  址:上海市番禺路 951 号
邮政编码:200030                   电  话:021 - 64071208
印  制:常熟市文化印刷有限公司        经  销:全国新华书店
开  本:787mm×1092mm  1/16
字  数:217 千字                   印  张:10.5
版  次:2023 年 8 月第 1 版           印  次:2023 年 8 月第 1 次印刷
书  号:ISBN 978 - 7 - 313 - 29047 - 2   电子书号:ISBN 978 - 7 - 89424 - 338 - 6
定  价:48.00 元

# 本书编委会

**主　编**

林　慧　刘善丽

**副主编**

张　敏　覃　涛

**编写秘书**

熊诗媛

**编委会名单**（按姓氏汉语拼音排序）

刁小伟　重庆大学附属江津医院

洪春凤　江西医学高等专科学校第一附属医院

林　慧　江西医学高等专科学校

刘善丽　重庆医药高等专科学校

秦亚梅　鹤壁职业技术学院

覃　涛　江西医学高等专科学校

熊诗媛　湖北文理学院

张　敏　重庆医药高等专科学校

张万蓉　重庆市第五人民医院

郑　芬　江西医学高等专科学校第一附属医院

# 数字教材编委会

**主　编**

林　慧　刘善丽

**副主编**

张　敏

**编写秘书**

邹家钰

**编委会名单**（按姓氏汉语拼音排序）

刁小伟　重庆大学附属江津医院
洪春凤　江西医学高等专科学校第一附属医院
廖然然　重庆市医科学校
林　慧　江西医学高等专科学校
刘善丽　重庆医药高等专科学校
秦亚梅　鹤壁职业技术学院
覃　涛　江西医学高等专科学校
熊诗媛　湖北文理学院
张　敏　重庆医药高等专科学校
张万蓉　重庆市第五人民医院
郑　芬　江西医学高等专科学校第一附属医院
邹家钰　重庆医药高等专科学校

# 出版说明

党的十八大以来，党中央高度重视教材建设，做出了顶层规划与设计，提出了系列新理念、新政策和新举措。习近平总书记强调"坚持正确政治方向，弘扬优良传统，推进改革创新，用心打造培根铸魂、启智增慧的精品教材"。这也为本套教材建设明确了前进方向，提供了根本遵循。

高职护理专业"互联网＋"融合式教材是由上海交通大学出版社联合上海健康医学院牵头组织编写的。教材编写得到全国十余所职业院校的积极响应与大力支持，由护理教育专家、护理专业一线教师、出版社编辑组成"三结合"编写队伍。编写团队在前期调研的基础上，结合我国护理卫生职业教育教学特点，深入贯彻落实习近平总书记关于职业教育工作和教材工作的重要指示批示精神，全面贯彻党的教育方针，落实立德树人根本任务，突显高等职业教育护理专业的特点，在注重"三基（基本理论、基本知识、基本技能）、五性"（思想性、科学性、时代性、启发性、适用性）、三特定（特定对象为三年制高职专科护理专业学生、特定要求为纸质教材与互联网平台资源有机融合、特定限制为教材总字数应与教学时数相适应）"基础上，以"十四五"时期全面推进健康中国建设对护理岗位工作实践提出的新要求为出发点，以教育部发布的《高等职业学校护理专业教学标准》

等重要文件为书目制订和编写依据，以打造具有护理职业教育特点的立体教材为特色，紧紧围绕培养理想信念坚定，具有良好职业道德和创新意识，能够从事临床护理、社区护理、健康保健等工作的高素质技术技能人才为目标。全套教材共 27 册，包括专业基础课 8 册，专业核心课 7 册，专业扩展课 12 册。

本套教材编写具有如下特色：

1. 统分结合，目标清晰

本套教材的编写团队由全国卫生职业教育教学指导委员会护理类专业教学指导委员会主任委员唐红梅研究员领衔，集合了国内十余家院校的专家、学者。教材总体设计围绕学生护理岗位胜任力和数字化护理水平提升为目标，符合三年制高职专科学生教育教学规律和人才培养规律，在保证单册教材知识完整性的基础上，兼顾各册教材之间的有序衔接，减少内容交叉重复，使学生的培养目标通过各分册立体化的教材内容得以全面实现。

2. 立德树人，全程思政

本套教材紧紧围绕立德树人的根本任务，强化教材培根铸魂、启智增慧的功能，把习近平新时代中国特色社会主义思想及救死扶伤、大爱无疆等优秀文化基因融入教材编写全过程。教材编写团队通过精心设计、巧妙结合，运用线下、线上全时空渠道，将教材与护理人文、职业认同、专业自信等课程思政内容有机融合，将护理知识、能力、素质培养有机结合，引导学生树立正确的护理观、职业观、人生观和价值观，着眼于学生"德智体美劳"全面发展。

3. 守正创新，科学专业

本套教材编写坚持"三基、五性、三特定"的原则，既全面、准确地阐述护理专业的基本理论、基础知识、基本技能和理论联系实践体系，又能根据群众差异化的护理服务需求，构建全面全程、优质高效的护理服务体系需要，充分反映护理实践的变化、反映护理学科教学和科研的最新进展。教材编写内容科学准确、术语规范、逻辑清晰、图文得当，符合护理课程标准规定的知识类别、覆盖广度和难易程度，符合护理专业教学科学，具有鲜明的护理专业职业教育特色，满足护理专业师生的教与学的要求。

4. 师生共创，共建共享

本套教材在编写过程中广泛听取一线教师、护理专业学生对教材内容、形式、教学资源等方面的意见，再根据师生用书数据信息反馈不断改进编写策略与内容。师生在用书过程中,还可以通过云端数据的共建共享,丰富教学资源、更新教与学的内容,为广大用书教师提供个性化、模块化、精准化、系统化、全方位的教学服务,助力教师成为"中国金师"。同时,教材为用书学生提供精美的视听资源、生动有趣的案例,线上、线下互动学习体验,助力学生护理临床思维养成,激发学生的学习兴趣及创新潜能。

5. 纸数融合,动态更新

本套教材纸质课本与线上数字化教学资源有机融合,以纸质教材为主,通过思维导图,便于学生了解知识点构架,明晰所学内容。依托纸媒教材,通过二维码链接多元化、动态更新的数字资源,配套"交我学"教学平台及移动终端 App,经过一体化教学设计,为用书师生提供教学课件、在线案例、知识点微课、云视频、拓展阅读、直击护考、处方分析、复习与自测等内容丰富、形式多样的富媒体资源,为现代化教学提供立体、互动的教学素材,为"教师教好"和"学生学好"提供一个实用便捷、动态更新、终身可用的护理专业智慧宝库。

打造培根铸魂、启智增慧的精品教材不是一蹴而就的。本套融合式教材也需要不断地总结、调整、完善、动态更新,才能使教材常用常新。希望全国广大院校在使用过程中能够多提供宝贵意见,反馈使用信息,以逐步完善教材内容,提高教材质量,为建设中国特色高质量职业教育教材体系做出更多有益的研究与探索。最后,感谢所有参与本套教材编写的专家、教师及出版社编辑老师们,因为有大家辛勤的付出,本套教材才能顺利出版。

# 前　言

　　"护理人文与职业修养"是护理类相关专业一门重要的专业基础课程。是为深入贯彻党的十九大提出的"实施健康中国战略"的重大决策,落实《中国教育现代化 2035》等文件要求,加快信息化时代教育变革,推动护理学科课程创新,提升护理学科教育教学竞争力而编写的高等职业学校护理专业新形态教材。本教材在编写中紧扣高素质技术、技能应用型高职护理人才的培养目标,紧扣国家护士职业资格考试的要求,帮助护理专业学生全面了解护理人文和职业修养的重要性,提高其职业素养和综合素质,为未来的护理工作打下坚实的基础。

　　本教材注重护理临床与教学有效对接,数字资源与教学内容有效对接,打破传统教学的固定思维,努力改变护理职业教育的教学形态。纸质教材与数字化平台一体化设计,互为补充,体现了信息技术与教学的深度融合。纸质教材可以让学生更加深入地了解护理人文和职业修养的内容,数字化平台则可以为学生提供更加便捷的学习方式和更加丰富的学习资源。我们相信,这种一体化设计将会为学生的学习和教师的教学带来更多的便利和效益。

　　本教材篇幅适中,内容精练,言简意赅,内容循序渐进,深入浅出,以现代护理岗位服务需求为导向,提供了丰富的临床案例,设置有章前引言、学习目标、思维导图,有案例导入、拓展阅读、在线案例和案例回顾,还有复习与自测、微课等特色栏目。通过扫描二维码结合纸质教材的学习,培养学生的临床思维能力和综合职业素养。本教材共十章,包括护理人文修养、护理礼仪和护理人际沟通三个部分。

本教材编者来自全国8所院校和教学医院,长期从事护理教育教学和临床护理工作,为本教材编写打下了坚实基础。但由于编者水平所限,虽几经修改,仍难免存在不足之处,恳请使用本教材的广大师生和读者谅解并予以批评指正,促使我们不断地改进完善。

本教材在编写过程中借鉴和参考了相关教材和文献,同时,出版社、各位专家、编者为本教材的编写出版给予了大力支持和帮助,在此一并表示诚挚感谢和敬意。

最后,我们希望本书能够成为高职护理专业学生的必备教材,为他们的未来护理工作提供有力的支持和帮助。

林 慧 刘善丽

2023 年 6 月

# 目 录

# 第三篇　人际沟通

# 第一篇  护理人文修养

## 第一章  人文关怀概述

### 章前引言

　　人文关怀最早起源于西方人文主义传统。在我国,"人文"一词最早起源于《易经·贲卦·象传》:"文明以止,人文也。观乎天文,以察时变,观乎人文,以化成天下。"这里的"人文"是指社会中的人伦秩序,要求人们行为举止要合乎礼仪,以某种礼仪来规范"君臣、父子、兄弟、夫妇"等人伦等级关系。值得注意的是,在当前社会,真正的人文关怀应具备以下特点:人文关怀是一种理性的过程,它的出发点是对人性、人权的基本尊重,而不是出于"同情心";人文关怀的对象是全人类,但在具体表现形式上,有时是作用于某个群体的,有时是作用于个人的;人文关怀精神是人类独有的,但并不是先天赋予的,而是需经后天培养的,人文关怀扎根于个人的人文素养。

### 学习目标

1. 识记人文、护理人文和人文修养的概念,理解科学与人文的辩证关系。
2. 领会护理人文关怀和护理学的人文内核。
3. 确立正确的护理价值观和态度。

　　在线课程1  护理人文关怀

## 思维导图

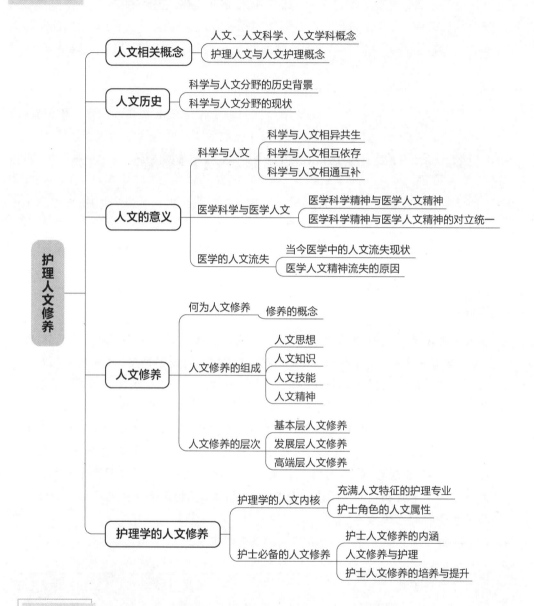

人文相关概念
- 人文、人文科学、人文学科概念
- 护理人文与人文护理概念

人文历史
- 科学与人文分野的历史背景
- 科学与人文分野的现状

人文的意义
- 科学与人文
  - 科学与人文相异共生
  - 科学与人文相互依存
  - 科学与人文相通互补
- 医学科学与医学人文
  - 医学科学精神与医学人文精神
  - 医学科学精神与医学人文精神的对立统一
- 医学的人文流失
  - 当今医学中的人文流失现状
  - 医学人文精神流失的原因

人文修养
- 何为人文修养
  - 修养的概念
- 人文修养的组成
  - 人文思想
  - 人文知识
  - 人文技能
  - 人文精神
- 人文修养的层次
  - 基本层人文修养
  - 发展层人文修养
  - 高端层人文修养

护理学的人文修养
- 护理学的人文内核
  - 充满人文特征的护理专业
  - 护士角色的人文属性
- 护士必备的人文修养
  - 护士人文修养的内涵
  - 人文修养与护理
  - 护士人文修养的培养与提升

（护理人文修养）

## 案例导入

### 理　解

深夜,某医院神经外科收治了一名高龄脑出血昏迷患者。当三位患者家属神色紧张地将患者抬入护士站时,立刻遭到值班护士的指责。她手指着患者家属说:"抬到这里干什么,赶紧回病房。3床,真是莫名其妙。"当护士拿着血压计去给患者测量血压时,看到家属拥挤在病房内,便掩着鼻子不高兴地说道:"都出去,都出去,病房不允许抽烟。你们待在这里一点儿用都没有,碍手碍脚的。"她话音刚落,其中一位家属就不高兴地吼起来:"你有没有一点同情心? 你怎么当护士的?"

**问题**

1. 在本案例中,患者家属和护士出现了什么问题?

2. 护士与患者家属关注的角度有何不同?

**提示**

护士讲的是医学科学,患方讲的是人性人学。

# 第一节　人文相关概念

## 一、人文与人文科学

### (一) 人文

人文(humaniy)一词最早出现在《易经·贲卦·象辞》:"刚柔交错,天文也。文明以止,人文也。观乎天文,以察时变;观乎人文,以化成天下。"北宋理学家和教育家程颐在《伊川易传》中这样注释:"天文,天之理也;人文,人之道也。天文,谓日月星辰之错列,寒暑阴阳之代变,观其运行,以察四时之速改也。人文,人理之伦序,观人文以教化天下,天下成其礼俗,乃圣人用贲之道也。"在这里,人文指的是礼乐教化方面的人类文明。《后汉书·公孙瓒传论》中说:"舍诸天运,徵乎人文,则古之休烈,何远之有!"李贤(唐)的注释是:"天运犹天命也,人文犹人事也。"在这里,人文指的是与人有关的事情,是处理人与自然,人与社会以及人与自身之间关系的事情。在《辞海》中,对"人文"一词的解释:"人文指人类社会的各种文化现象。"在这里,"人文"涵盖了除原始的、天然的现象之外的,人类自己创造出来的所有文化现象。

在西方,"人文"一词源于拉丁文 humanus,用它来表示与正统经院神学研究相对立的世俗人文研究。英文中 humanity 表示"人文",它含有人道或仁慈、人性、人类几层意思,强调以人为中心,重视人生幸福与人生责任。

可见,无论东方还是西方,"人文"一词都包含两方面意思:一是"人",即关于理想的"人"或"人性"的观念;二是"文",是为了培养这种理想的人(性)所设置的学科和课程。综上,可以认为,人文是指人类文化中的先进部分和核心部分,即先进的价值观及其规范。其集中体现的是重视人、尊重人、关心人和爱护人。

📖 **拓展阅读1-1　年龄称谓**

### (二) 人文科学

人文科学是以人的本质和人类社会发展规律为目的的科学。人文科学最早出自拉丁文 humanitas,是指人性、教养。15 世纪,欧洲始用此词指有关人类利益的学问,以别于曾在中世纪占统治地位的神学,此后其含义不断演变。在欧洲中世纪黑暗时代,神权高于一切,宗教统治社会,为了冲破封建藩篱的束缚,出现了文艺复兴。15—16 世纪,提出人文科学教育,旨在对抗反动、极端的神本主义和宗教蒙昧主义对人性的禁锢,强调要学习古典语言(希腊文、拉丁文),要扩大课程门类,如社会科学、文化艺术以及自然科学。人文科学的基本任务:①探讨人的本质;②建立价值体系;③塑造精神家园。正是在这些基本任务上,人文科学显示其自身的特质。这一特质,如用中国哲人的话就是"为己之学",而非"逐物之学";用西方哲人的话就是"认识你自己!"

### (三) 人文学科

人文学科(humanities)是以观察、分析及批判来探讨人类情感、道德和理智的各门学科的总称(一般是指 20 世纪那些被排除在自然科学和社会科学之外的学科),是集中表现人文精神的知识教育体系。人文学科的主干可以用人们常说的"文(文学)、史(历史)、哲(哲学)"来指称,或者再加上艺术。广义的人文学科还包括诸如现代语言和古典语言、语言学、考古学,乃至含有人道主义内容和方法的社会科学。人文学科不等同于人文科学。人文学科归属教育学教学科目分类。人文科学要依托人文学科的教育形态,而人文教育是将人类优秀的文化成果通过知识传授、环境熏陶,使之内化为人格、气质、修养,成为人相对稳定的内在品格。

## 二、护理人文与人文护理

### (一) 护理人文

护理人文,语义上有两个含义。一是护理学中的人文内核,即解释护理学的人文性与人文化趋势;二是护理学与人文,即揭示护理学与人文学科的交集和互动关系,是从社会、文化、认知及政治的维度考察健康、疾病和护理,通过关注个体生物性与文化性的关联,在人文学科、社会科学与自然科学间建立一座联系的桥梁。

护理人文的研究范畴是推进护理人文化、护士人性化的学科群,包括护理发展史、护理哲学、护理伦理学、护理心理学、护理美学、护理社会学、护理文化学、护理人类学、护理管理学、护理教育学、护理人际学、卫生经济学、卫生法学等。可见,护理人文学科主要围绕护理实践的主体,即护士的认识论、方法论、价值观和审美观,以及护理学与社会文化诸方面的关系展开,是考察护理学与社会相互关系,旨在提高护理活动主体的素质和社会功能的学科群。护理人文是护理理论基石的组成部分,是护理学科前进过程中的人性化指引,是近 20 年来发展迅猛、成就斐然的一个研究领域。

### (二) 人文护理

人文护理,目前从理论上对其概念的界定尚不十分清晰。有学者把人文护理看作"护理人文"的同义词;另有学者把人文护理理解为与"生物医学"相对应的一种护理模式。其特点是改变"以疾病为中心"的传统护理理念,转变为"以人为中心"的整体护理;

研究护理学如何将人的生命和人的价值等因素置于核心地位,重视生物、心理和社会因素相互作用对人体健康的影响;用道德法律和哲学思辨等社会价值观指导临床护理,将人文关怀贯穿于整个护理过程中。人文护理揭示了护理学区别于其他自然科学的特殊性,即以人为本。

人文护理的本质就是用人文社会科学理论方法,促进护理学从本质与价值、目的与意义等方面对生命和健康的终极关怀。人文护理的特征是生命神圣、追求真善美,弘扬人文传统,科学精神与人文精神互通互融,是一个追求"优护"的过程。有鉴于此,人文护理应包含三大体系:知识体系、技术体系、服务体系。可见,护理人文与人文护理是不同层面、不同视角的概念。

# 第二节　人文历史

## 一、科学与人文分野的历史背景

### (一) 近代科学的发展孕育出科学主义

当人类步入工业文明后,随着近代科学的建立和发展,自然科学开始居于人类认识世界的主导地位,科学主义由此出现。科学主义把科学绝对化,认为理性是世间所有知识的源泉。科学主义把科学捧到人类文化至高至尊的地位,成为文化之王。它藐视人文知识,排斥人文科学所倡导的普遍价值,制造科学能解决一切问题的神话,结果引起了事实与价值的分商、智慧与道德的分离。与之相对应,人本主义则宣扬和夸大人的意志、情敌、生命和潜意识等非理性主义,反对科学主义主张的理性至上。科学主义和人本主义从两个极端割裂了科学与人文。

### (二) 现代科学技术发展带来的冲突

20世纪是科学与人文的冲突更加激烈的年代,科学技术发展的速度令人惊诧,然而地球在人类科技手段的作用下,变得伤痕累累,满目疮痍。科学技术使人类在通向幸福之路的同时,也出现了日益尖锐的社会问题:核武器这把"达摩克利斯之剑"时刻高悬于人类的头顶,克隆技术对人类伦理道德的挑战,基因技术对人类生命和道德潜在的威胁,生态环境的持续恶化和自然资源的日趋紧缺……科学技术在发展的同时诱发了一系列精神危机,如亲情淡漠、道德滑坡、信仰迷失等。人的外部生存环境和内部精神世界都陷入了危机。

## 二、科学与人文分野的现状

### (一) 自然科学与人文科学的发展态势不平衡

自然科学技术愈演愈烈的学科分化和扩张,使人文学科的领地日见狭窄。科学与人文的分裂在近代并不是两个旗鼓相当的阵营之间的分裂,作为传统知识主体的人文学科日渐缩小成一个小的分支。文理科的发展不对称,理工农医科的规模越来越大,而人文学科的规模则越来越小。不仅在学科规模方面,而且在教育思想方面,科学教育、专业教育和技术教育也压倒了人文教育。

### (二)自然科学与人文科学的学科地位不平衡

相对于科学的突飞猛进,人文的发展相对甚微,逐渐失去了昔日作为人类精神家园的地位。学科普遍出现科学化和功利化倾向,使人文学科的地位进一步下降。近代以来,运用自然科学的方法来解决社会问题,使自然科学日渐兴起,并一步一步挤占了传统人文学科的地盘。

### (三)自然科学与人文科学的关注程度不平衡

在现代社会,科学似乎比人文有着更多的拥护者和支持者。自然科学自诩的道德中立,使科学研究中的道德评价和人文精神淡化。某西方国家的学会章程里曾说:"我们不关注伦理道德这些东西,我们只讲事实。"意思是:"我只管进行科学研究,至于研究成果如何用与我无关"。这种所谓的道德中立,其实是背离科学研究中人文精神的借口。

# 第三节　人文的意义

## 一、科学与人文

人文是为人之本,科学是立世之基,科学和人文是人类生活的两大重要领域。在科学与人文都面临着巨大挑战的今天,我们需要认真地审视两者之间的关系。

### (一)科学与人文相异共生

1. 理性的产物——科学　科学是理性的产物,以宇宙为尺度,追求客观真实,推崇理性至上,探索无禁区,对事物侧重于"事实判断"。科学要解决的是"是什么"的问题,所以它是求真的。科学精神尊重科学技术的价值,强调依靠科学技术来推动社会的发展。显然,科学不带感情色彩,不以人的意志与感情为转移,人们的活动越符合客观世界及规律就越科学,就越真。所以,科学是关于客观世界的知识体系、认识体系,是逻辑的、实证的、一元的,是独立于人的精神世界之外的。如牛顿的"$F = ma$"的力学公式,爱因斯坦的"$E = mc^2$"质能变换公式,就是独立于主体之外的,是确定的、唯一的,即一元的。

2. 人性的产物——人文　人文是人性的产物,是以人类自身为尺度,向往美好。探索感性和多样化,认识有禁区,对事物侧重于"价值判断",所要解决的是"应该怎样"的问题,所以它是求善的。人文精神尊重人的价值,强调调动人的积极性来推动社会发展。因而人文不同于科学,往往是非逻辑的、非实证的、非一元的,是同人的精神世界密切相关的。例如,"这位贫穷的、身患绝症的老人为什么应该得到救治?"显然,这个应该就带有强烈的"终极关怀"的感情色彩,对这个问题的回答也不可能是唯一的、确定的。人们活动越符合社会的、国家的、民族的需求,人民的利益就越人文,就越善。所以,人文不仅是知识体系、认识体系,还是价值体系、伦理体系。

科学与人文,"本是同根生"。同源共生,存在着"交集"。例如,"我们要征服癌症",既真又善,是科学与人文的"交集";我们应该大力开发绿色食品,也是既善又真,存在"交集"。

### (二) 科学与人文相互依存

1. 社会离不开科学与人文　社会由人和物组成。人通过探索身外之物以及各种现象,逐渐形成了反映各种事物和现象的本质与规律的知识体系,科学由此而产生。如果没有自然科学,就没有电灯、楼宇、飞机和轮船等,就没有现代物质文明,人类将处于愚昧和黑暗之中。对于人类社会而言,没有科学的世界是无法想象的,科学已经渗透至人类的一切领域之中。

人通过探索自身,逐步形成了恰当把握自己以及人与人之间关系的学问,这就产生了人文。如果没有人文社会科学,就没有文学、艺术、理想,道德等,也就没有现代精神文明,人类将处在孤寂、混沌之中。由此可见,自然科学和人文科学两者均不可或缺。

2. 人生离不开科学与人文　虽然每个人的人生不尽相同,但做事和做人却是亘古不变的内涵。做事离不开科学,做人离不开人文。对个人发展而言,科学与人文同样重要。研究表明,人的左脑主要从事严密的逻辑思维,与科技活动有关;右脑主要从事开放的形象思维,直觉、顿悟、灵感在其中,同文艺活动有关。

研究还表明,大脑的左、右两半球是不可分割的统一体,人的两类思维也同样组成一个思维整体。科学教育主要促进左半脑的发育,人文教育主要促进右半脑的发育。所以,单纯的科学或人文教育都不可能使人脑得到协调发展,只有两者融合才能够培养出知、情、意、行和谐发展的人。

### (三) 科学与人文相通互补

一方面,科学求真,却不能保证其方向一定是正确的。科学越向纵深发展,产生的问题越凸显。例如,采用基因技术,将人与黑猩猩进行某种杂交,肯定会出现一种新的生物,这种新的生物是否比人更聪明、更敏捷、更健康? 这显然是一个科学问题。但这个研究绝对不能进行,因为它比克隆人还更加反伦理、反人类。因此,科学需要人文导向,求真需要求善导向。有人这样比喻:科学是桨,人文是舵;无桨则无法前行,无舵则会迷失方向。

另一方面,人文要解决"应该是什么"的问题,但这个"应该"必须要合乎"真"。也就是说,人的一切活动必须建立在合乎客观规则的基础之上,否则必遭失败。例如,过去曾经在我国某沙漠地区进行绿化,此举自然属于"应该";然而,由于当地没有弄清沙漠下面水源的情况,树种下去,开始有水,蓬勃生长,后来有限的水源被吸尽,树都死了,比绿化前更糟的是沙漠下面的水都没有了。可见,人文求善,但不能保证其本身基础正确,只有基于求真基础之上的求善,方能达到目的。人文需要科学奠定基础。护士的人文关怀也应植根于科学基础之上,否则,极易出现"好心办坏事"的结果。

从某个角度上看,科学是在讲"天道",人文是在讲"人道"。虽然"天人合一",但更深层的意义是"天道人道合一",也可以看作是科学与人文的互动、互补、交融、合一。

由此可以看出,尽管科学和人文关注的对象、研究的途径不同,追求的目标也有差异,但是两者并非截然对立。科学与人文在源头上是相互交融的,两者共生互动、相融互通、相异互补;和而不同、和而创新。人类活动,无论是科学活动还是人文活动,都是人类本质力量的表现。科学与人文,相容则立,将离则弊。科学与人文相融,是社会发展之必须,是人类发展之必须。

## 二、医学科学与医学人文

### (一) 医学科学精神与医学人文精神

1. **医学科学精神** 是随着近代实验科学的兴起得以确立并逐步深入人心的,是科学精神在医学领域中的具体体现。它包括实证精神(求真求实的精神)、理性精神、创新精神、质疑批判精神和为科学献身的精神。医学科学精神以求真、求实和推崇理性为特点,强调医学知识和技术在医疗过程中的作用,强调尊重临床客观事实、尊重医学规律、依循实证方法、遵循规范的程序,强调临床发现的客观性、准确性和效用性。医学科学精神的焦点是科学理性地揭示客观规律,它借助实践的、实验的和逻辑的手段去证伪或证实医学知识的真实性、合理性和科学性。医学科学精神使人类对健康与疾病的认识走出了蒙昧的状态,促使生物医学得以蓬勃发展。

2. **医学人文精神** 是人文精神在医学领域中的具体体现,其核心理念是以人为本。医学人文精神以求善、求美和关注情感体验为特点,强调尊重患者的情感世界和意愿,依循整体观念、遵照仁术的信条,强调临床感受。追求医学的人性化,就会重视情感因素的注入,重视人的人格尊严和权利,提倡对人的理解、同情、关心,注重人与人、人与自然、人与社会多种关系的和谐。在整个医学过程中,生命的价值和人的感受被置于重要的地位。

### (二) 医学科学精神与医学人文精神的对立统一

在不同的历史条件下,在医学发展的不同阶段,医学科学精神与人文精神两者地位不同,凸显程度不同,但从来就不是截然对立的。如当瘟疫流行、传染病肆虐之时,施展医术、挽救生命、维系健康,既是医学科学精神的张扬,也是医学人文精神的体现。医学科学和医学人文的任何一方都不可能单独完成现代医学的完整建构。

1. **医疗科学技术为患者的康复提供保证** 如果说,医学人文关怀为患者的身心康复提供了精神支持,那么医学科学技术解决的则是患者的躯体痛苦。医学人文关怀将生命的价值赋予患者,而医学科学则为患者康复提供了技术保证,将患者从病魔的阴影下挽救出来,将健康的希望带给患者。

2. 医学人文精神为医学的发展指明方向  临床实践证明,在医疗活动中,如果只重视医学的科学精神而忽略医学的人文本质,只注重对躯体疾病的诊治而忽略患者的心理需求与感受,那么其结果要么是直接影响临床疗效,甚至加重病情,要么引起不必要的医疗纠纷。医学人文精神为医学科学精神的发展指明方向,使医学肩负起生命终极关怀的使命。

如果说科学精神赋予了医学科学以创新的生命力,那么人文精神则赋予医学发展所必需的、深厚的文化土壤和道德基础。医学不断地走向成熟的标志之一就是医学科学中蕴含着医学人文的精髓,医学人文中交织着医学科学技术的维度,两者形成张力,弥合分歧,互补共进,在观念层次上相互启发,方法层次上相互借用,学科层次上共同整合,精神层次上相互交融。

## 三、医学的人文流失

### (一) 当今医学中的人文流失现状

1. 关注"技术"而忽视人  技术是人们改造社会及自然的直接手段,直指物质利益,因而其本身具有功利性,负载着伦理价值。医疗护理工作常以技术作为工具和载体予以实施。因此,技术早已深深植根于医学、护理学的土壤。这样的土壤很容易滋生的错误是让本应只担任"工具"角色的技术,成为医学、护理学的统治者。于是,医患双方均把恢复健康完全寄托于医术,形成了"技术至上"的观念。医学的科学技术性与人文社会性被割裂肢解,患者的感受被漠视。部分医护人员产生了对技术的过分依赖,有时甚至"不用患者开口",就开出一串检查单,医生的"常规武器"——"望闻问切"不再是常规,而是被束之高阁,这不仅增加了医疗费用,同时也降低了诊疗护理过程中人文关怀的水准。

2. 关注"疾病"而忽视人  由于生物医学模式的长年统治,使部分医护人员变得只注重"病"而不注重"人",只注重患者的躯体症状而忽视患者的精神心理及其他需求;不尊重患者的权益(如隐私权、知情权和选择权);把患者仅看作是疾病的载体,是一系列指标数据的集合体,是一台等待修理的"机器",而医院则是"修理"患者的车间,医护人员的任务是对坏损的零件进行维护修理甚至更换。这些理念也限制了护理工作者人文关怀能力的发挥和提高。

3. 关注"物欲"而忽视人  在市场经济的大潮中,每个人都身处多元化价值观的碰撞之中。如果守不住基本的道德规范底线,那么对物质的占有欲就会过度膨胀。在这种情况下,就有可能把患者看成是牟取私利和增加自身收入的对象。医院、制药商和中间商、广告商组成利益共同体,诱导医疗消费,刺激就医市场,追求利益最大化,导致医疗负担加重。强大的市场效应,使过度医疗成了世界性问题,消磨着医患并肩作战的互信。

### （二）医学人文精神流失的原因

1. **人文教育弱化的影响** 中华人民共和国成立初期,迫切需要大批科学技术人才,于是在学校改革和院系调整中,许多综合性大学改为专业学院,并大大地压缩了人文课程,导致人文教育薄弱。医学院校的生源多来自理科生,或多或少存在"重理轻文"的倾向。学生考入大学后,很容易出现只注重专业、外语等课程的学习,而忽略对人文知识的摄取。近些年,医学院校开始重视人文教育,但对人文教育的研究和人文精神的渗透还停留在较浅的层面上,这使得医学生的"专业素质"和"人文素质"水平仍处于不平衡的"跛脚"状态。

2. **高新技术异化的影响** 不断更新的诊疗技术导致医务人员花费更多的时间在仪器旁,而不是在病床边聆听患者的陈述并与之交谈。计算机技术和数字医学的问世更拉开了医患之间的距离。患者资料可以通过网络传输,甚至医生可以在千里之外进行诊疗,在整个医疗过程中医患之间没有面对面的直接接触,医患之间交流减少,医患情感淡化,从而弱化了医学的人文关怀。

3. **市场功利倾向的影响** 处于改革开放转型期的中国社会,医学在公益和功利间摇摆。为了提高效率和效益,给予患者的时间不得不压缩。在这种管理模式下工作的医生和护士,给予患者的人文关怀必然十分有限。市场化运作使医疗这个特殊行业得以利用医患信息不对称的特点,以各种方式去诱导或误导患者进行医疗消费。

4. **人被物化思潮的影响** 探究医学人文属性缺失深层根源,不得不追溯到工业文明的负面作用。工业文明在给人类带来丰厚物质财富的同时,也带来了商品拜物思潮。人变成了资本的构成部分,人和人的关系表现为物与物的关系。这种人被物化的思想渗透到医学领域时,医学视野中的人就等同一般生物体了,成为与一般动物——小白兔、小白鼠相类似的肉体化的"生物人",而不再是具有人性的"社会人",患者只是疾病的物质载体。于是,关于人的概念、意识、感情和心理反应、心理需求在医生和护士的视野里逐渐被淡化,人性服务、人文关怀被"退居二线"。

# 第四节 人文修养

## 一、何为人文修养

修养是指理论、知识、艺术和思想等方面的一定水平,养成正确的待人处世的态度,通常也是一个人综合能力与素质的体现。人文修养(humanity cultivation)是指一个人在人文思想、人文知识、人文技能和人文精神等方面的综合水平,是一个人成其为人和发展为人才的内在品质。如果说生理机制是一个生命体成其为人的物质条件,那么人文修养则是决定这个生命体是人还是非人,或是人才还是非人才的主要内在因素。

## 二、人文修养的组成

### （一）人文思想

人文思想是相对于宗教神学、君权思想的学术范畴,特指人文科学领域中所内含的思想精髓,主要以人对于生命意义与人生方向的看法为核心。与科学思想相比,人文思想具有鲜明的意识形态特征、民族色彩和个性色彩。现代人文思想的核心是"人",即"人本观念""人本位"。"本位"者,标准也,人是衡量一切的标准。现代人文思想强调以人为本,关心人、爱护人和尊重人,对于人性、人伦、人道、人格、人之文化及其价值充分尊重。

### （二）人文知识

人文知识是与自然知识和社会知识相对应的一类知识,是以语言(符号)和行为模式对人文世界的把握、体验、解释和表达。知识就是力量,知识有助于提升人文修养。一个具有人文修养的人应该具有一定的人文知识底蕴。人文知识可分为以下两类。

1. 感性的人文知识　主要通过人们的日常生活获得,是零碎的、肤浅的、不系统的,通常表现为社会生活习俗的人文知识。

2. 理性的人文知识　主要通过学习、实践和反思而获得,是系统化的、理论化的人文知识,是一种高水平、高层次的人文知识。理性的人文知识即人文学科知识,包括文学、历史、哲学、艺术、语言、法律、美学、伦理学、心理学和宗教等人文学科知识。

### （三）人文技能

人文技能是指与人共事的一种能力,是在综合掌握人文知识的基础上,用人文的方法思考和解决问题的技能。从某种意义上说,人文是人类文饰自己的方式。文饰的方式有很多,技能就是一种很好的文饰,是人文的艺术化、可操作化。与专业技能强调精确性和普遍适用性不同,人文技能重在定性,强调体验,且与特定的文化相联系。护理人员在职场中需要的人文技能主要有思维判断技能、人际交往技能、沟通技能、写作技能、心理支持技能、教育引导技能、观察分析技能和协调整合技能等。

### （四）人文精神

人文精神是在历史中形成和发展的、由人类优秀文化积淀凝聚而成的精神,是一种内在于主体的精神品格。这种精神品格在宏观方面汇聚于作为民族脊梁的民族精神之中,在微观方面体现在人们的气质和价值取向之中。如有崇高的理想和坚定的信念、崇尚优秀道德情操、热爱和追求真理、向往和塑造健全完善的人格,养成和采取科学的思维方式等,都是人文精神的体现。人文精神的化育能使社会充满温暖的人情味与协调的人伦秩序。现代意义上的护理人文精神,应以人类可持续发展的健康生存为价值理想,一切护理活动都应是这种价值理想的具体体现。

人文修养不是虚幻的空中楼阁。在人文修养的 4 个组成部分:①人文思想是根基,人文是一种思想,是一种理念;②人文知识是基础,具备人文修养必须有人文知识的底蕴;③人文精神是人文修养的核心要素,是护理人员必须领会并付诸实践的精神范式;④人文技能则是人文修养的外显部分,是理念与精神的外化,是理论联系实际的体现。

### 三、人文修养的层次

为了便于把握人文修养不同的表现状态,可将人文修养大体分为三个层次,即基本层、发展层和高端层。

#### (一) 基本层人文修养

基本层人文修养主要表现为珍惜生命,有同情心、羞耻感、责任感,愿意助人,有一定的自制力,做事较认真;做到己所不欲,勿施于人;能顺利运用母语,思维顺畅清楚,有逻辑性和个人见解,言行基本得体;懂得一些文史哲基本知识等。

#### (二) 发展层人文修养

发展层人文修养主要表现为积极乐观,崇尚仁善,热情助人,热爱生活,有较强的责任感,有明确的奋斗目标和较强的自制力,做事认真;能准确、流畅地运用母语,思维清晰、灵活,逻辑严密,有独到见解,言行得体;有一定文史哲知识或文艺特长,能品评艺术等。

#### (三) 高端层人文修养

高端层人文修养主要表现为关爱所有生命和自然,厚德载物,道济天下,有高度的使命感,百折不挠;能生动自如地运用母语和熟练应用一门外语,思维敏捷、深刻,善于创新,言行得体且优雅,有魅力,对文史哲艺有较高的造诣等。

这三个层次并不一定与年龄、学历成正比。任何年龄段、任何学历的人都有人文素质培养和修炼的问题。

人文修养的四个方面可相辅相成和谐发展,但不是每个个体都能做到均衡发展。有的个体在某方面可能已达到较高境界,而在其他方面还处在基本层。但任何一个方面一定是逐层发展的,必须具备基本层,才可能上升到发展层;必须通过发展层,才有可能进入高端层。

## 第五节　护理学的人文修养

### 一、护理学的人文内核

#### (一) 充满人文特征的护理专业

1. 护理的定义　护理是对生命的照顾。中华护理学会课题组和香港理工大学护理学院合作采用问卷调查、专家访谈等方法,经专家多次讨论和修改,于 2005 年提出适合我国国情的护理定义:护理是综合应用人文科学、社会科学和自然科学的学科知识,以个人、家庭及社会群体为服务对象,了解和评估他们的健康状况和需求,对人的整个生命过程提供照顾,以实现减轻痛苦、提高生活质量和健康的目的。中国护理定义的提出对我国护理学的属性、实施主体和客体、护理目标进行了界定,明确了将人文科学作为护理工作者必须具备的相关科学知识,顺应了世界医学界人文精神回归的主旋律,充分体现了护理学以"对生命的关怀照顾"为己任的人文精神。人文精神是护理学源远流长的思想基础和理论内涵。

2. **护理学的本源** 关爱生命。自从有了人类,就有了护理工作的轨迹,照顾老弱病幼,是护理最早的萌芽。可以说,护理贯穿于人生老病死的全过程。追溯护理学的发展史,仁爱与技术从来都是并驾齐驱的。追寻与反思护理的目的,显然不只意味着驱除病魔,还须帮助患者恢复生理与精神心理的完整性。在护患关系中,也不意味着护士只需关注技术操作的准确,还应考虑患者的感受和意愿,给患者以温暖。重视专业技术与人文知识、人文精神的融会贯通,是护理学的本源本色。

3. **护理学的性质** 自然科学与人文科学的耦合。护理学是一门关于人的学科,它研究的是护士如何关怀和照顾患者。护理学不仅要在个体、系统、器官、组织、细胞、分子等微观层面上,更要从家庭、社会,生物界乃至地球、宇宙等宏观环境层面,去揭示和把握生命、健康、疾病、衰老、死亡等基本现象的本质和相互联系。因此,护理学不可避免地含有心理学、社会学、经济学、法学、伦理学、哲学等人文、社会科学的学科内容,并以这些学科作为实现护理目的的基础。

4. **护理学的目的** 守护健康。就护理学本质属性而言,其核心目的只有一个:守护健康,满足人对健康的需求。而人对健康的需求是多方面、多层次的,不仅包括躯体健康,也包括心理健康和完好的社会适应能力。因此,护理作为与人的生命质量密切相关的专业,特别强调关怀和照顾整体的人。关怀和照顾是护理学不同于其他专业和学科的根本所在。由此可见,护理学是关心他人、发扬人道的专业,本身具有人文内核和人文追求,其人文特征是自身内在的,而不是外部强加的。

5. **护理学的未来** 人文精神领航。近年来,中国的护理事业快速发展,在"以人为本"的理念指引下开展的整体护理及优质护理服务取得显著成效。如果说整体护理、优质护理服务是棵大树,那么人文精神则是其赖以生存的土壤。人文精神是护理内在发展的动力和灵魂。强化护士的人文关怀、完善护理程序、提升护理管理品质都是护理向纵深发展不可缺少的促进要素,贯穿这些要素的是人文精神这根主线。在护理实践中,人文精神体现在对患者的价值,即对患者的生命和健康、权利和需求、人格和尊严的关心和关注。

由此可见,护理既是一个具有高科技含量的知识密集型行业,又是一项最具人性、最富人情的工作。它必须是科技性和人文性的完美结合和统一。护理学不但是一门科学,更是一门艺术,是一门关于仁爱的艺术,具有人文关怀的崇高境界。

**(二)护士角色的人文属性**

护理学中的人文属性是护理学发展历史长河中积淀下来的人文精神,常外化为护士的价值感召、职业情感与情怀。

1. 护士角色的人文本底　　正因为护理专业的人文属性，所以从事这个专业的人——护士，应是富于人文精神、善于人文关爱的人。过去那种认为护士只是医生的助手，没有权力和能力对患者的关怀照顾做出决策的观念也正在悄然改变。护士不再是单纯致力于疾病和病症的护理，而是从整体人的角度出发，使护理涵盖人的生理、心理、社会、精神和环境等诸方面的健康需求；护士的角色也从护理的实施者，相应扩展为教育者、咨询者和健康生活方式的倡导者等。因此，护士是融知识技术和人文素养于一体的高素质的专业工作者。

2. 护士角色的人文要求　　护士要将科学与人文交融，就必须具有完备的知识基础、优秀的思维品质、有效的工作方法、和谐的相互关系、健康的身心状态。如是，才能将自己塑造成为真正的护士。在护理过程中，要能够全面、整体地观察人、认识人、理解人、尊重人、关爱人，在此基础上运用护理知识和技术去服务于人，做到有"四性"：仁性，即仁心、仁术；爱性（心），即爱人、爱业；理性，即客观、循证，冷静、沉稳；悟性，即反思、求索，探询、省身；灵性，即适时、应变，技巧、创新。

3. 护士角色的人文践行　　护理学的人文属性意味着在护理实践中，一切护理技术、手段与治疗，一切护理效果与评价，一切护理制度与政策，一切护理改革与方法，都要以对人的身心健康和生命质量的考量作为出发点和落脚点。临床护理中要遵循两个原则：一是科学原则，针对病情——疾病的病理、生理，以及护理方法和其他技术手段；二是人文原则，针对人情——考虑患者的心理、意愿、生活质量，以及患者及其家属的需求。

## 二、护士必备的人文修养

### （一）护士人文修养的内涵

护士要适应护理事业发展的需要，有效地实施人文关怀，具备的人文修养至少应包括以下几个方面。

1. 伦理道德修养　　良好的人际关系必须以社会认同和遵循的伦理观念和道德行为准则为基础。目前，医学和护理学都面临着前所未有的伦理道德问题的挑战，护士要面对平等、公正、权利、信仰、尊严、需要等伦理问题，要处理患者的健康价值、护理的道德价值及经济价值之间的冲突，提高伦理道德修养已迫在眉睫。在护理实践中，护士的职业修养主要体现在护理人文关怀。

2. 社会学修养　　人是社会的人，社会是护士的人生舞台，护士要与服务对象交往，要建立团队合作，社会学知识不仅有助护士明晰自身的社会角色及职业规划，更有助其提升其扮演社会角色的能力。护士应该了解护理与社会的关系以及护理工作的社会性，熟悉社会群体与社会组织的特征，了解社会分层、社会流动对护理领域的影响，并通过社会文化的内化和角色知识的学习，形成良好的社会适应能力。

3. 人际关系修养　　医学、心理学专家曾指出，人类的心理适应最主要的是对人际关系的适应。良好的人际关系修养有利于提高人的健康水平,运用人际关系知识,能为服务对象提供及时、有效的帮助,也有利于提高工作效率和完成工作目标,使个体在人际互动过程中,逐渐养成健全的个性和人格。

4. 语言文字修养　语言文字可以进行信息传递和人际交往。语言文字修养包括了基本的口语交际能力、阅读能力和写作能力。在信息时代,它是人们生存的重要工具。因此,语言文字修养是护理工作者最基本的修养之一。

5. 传统文化修养　优秀的传统文化是人类文明的瑰宝。护士通过提高传统文化修养,可以了解来自社会不同职业、不同阶段、不同地域和不同民族服务对象的社会关系、经济条件、政治文化背景和宗教信仰,领会文化背景对其人生观、价值观的影响,更好地为他们服务。

6. 美学艺术修养　是通过审美活动逐步培养的。护士美学艺术修养的提高,有助于学会欣赏美和创造美,有助于学会观察人、认识人和理解人,有助于陶冶情操、丰富情感、健全人格、提升品位,成为美的化身和美的使者。

7. 科学思维修养　是人文修养中最高层次的修养。科学思维修养主要表现为观察各种现象时善于发现事物间的内在联系,透过现象看本质,找到规律;在思考问题时善于进行分析综合和推理概括;在解决问题时善于联想和思维发散。科学思维修养对提出护理问题、进行护理干预和实现护理创新非常重要。

人文修养包括的内容很多,还包括许多交叉内容,如心理素质、创新素质、管理素质都与人文修养水乳交融。可以说,人文修养如同人的血液,渗透在人的各个方面。

### (二) 人文修养与护理

1. 人文修养是护理人员执业的根基　在护理实践中,不仅需要护士具备理论知识和技术能力,而且还需要人文执业能力。护士在护理过程中,始终要围着护理服务对象转,要与之沟通;要了解国家的医疗政策、法规与其他有关规定;要了解与护理相关的伦理、社会、法律、经济方面的知识及如何实际运用这些知识;要处理护患、医护、护际之间的种种关系。而对这些问题的处理,需要护士具备一定的人文修养,形成人文执业能力。护士除了需要专业精深外,还需具备正确、科学的价值观,端正的职业态度,以及良好的沟通能力、团队合作能力、管理能力和心理适应能力等。这些能力的强弱不仅关系到护士个人的发展,更关系到患者的治疗效果及医院的发展。

2. 人文修养是温暖护理专业的能源　护理学本质上是一门人学,护理专业与护理人文的结合,有赖于护士对人文缺失弊端的深刻了解,以及对人性化的护理实践的探求,而这一切取决于护士人文修养的高低。可以说,护士人文修养的水平决定着护理实践的人文水平。护士人文修养水平的提升,有助于护理专业"打捞被冰冷的'技术至上'过滤掉的温度",修补护理学的价值和功能。

3. 人文修养是防范人文风险的盾牌　人文风险是由组织内部人的因素所引起的非技术风险,是组织因素、工作因素、个人因素共同作用的结果。通过对护理风险、护患纠纷及护理不良事件等负面事件的分析,人们发现有部分风险和负面事件与护理人员的人文缺失有关。例如，缺乏人文精神导致冷漠，缺乏人文知识导致失误，缺乏沟通技巧导致抱怨，缺乏科学思维导致疏漏，等等。通过加强护士的人文修养，以及对护理风险和不良事件的认知、态度、行为等人文因素的分析，采取综合管理手段，对影响护理质量的人文因素进行控制，能最终达到提高护理质量的目的。

### （三）护士人文修养的培养与提升

人文修养具有根本性、终身性。提升人文修养，亦如"磨刀"和"充电"，而且它与一般知识更新不同，这种磨炼带有根本性，往往有益终身。

1. 注重人文思想的渗透　人文思想是支撑人文修养的基本理念及其内在逻辑，要在护理教学和临床实践中注重人文思想的渗透，体现一切以人为本，宣扬尊重人性、理解个性、追求人格平等，反对等级观念；崇尚理性，反对蒙昧。

2. 加强人文知识的学习　人文修养的提升离不开人文知识的传授。如只学习专业知识，过分专门化，导致知识结构单一，这不仅是知识的分裂，而且会造成文化的分裂和人格的分裂；不仅是教育的危机，而且是文化危机和社会危机。所以，高等护理院校必须加强通识教育，注重复合性知识和技能的学习，鼓励文理交叉渗透，在专业教育中辅之以定量的人文教育，培养复合型人才。

3. 重视人文技能的掌握　对于护理人员来说，人文技能方法与专业技能同等重要。例如，在进行护理操作练习时，不但要学技术，同时要学会尊重、关爱患者，学会语言沟通和信息交流；在确定护理方案时，要学会分析判断和科学决策，学会合作学习和互帮互助。这些无疑有利于提高护理人员科学思维能力、人际交往能力和语言文字能力。

4. 注重人文精神的养成　做人的根本不是技巧问题，而是人文精神的养成。单纯的技巧是低级的，言行仪态只是人文精神的外显反映。内心没有东西，外表就无法显露；内心有了，外在就能自然而然地显现。慧中方能秀外。人的心灵美好，气质才会美好；人的内心卓越，行为才能卓越。正如韩愈劝诫后辈所说，青年人"无望其速成，无诱于势利，养其根而俟其实，加其膏而希其光。根之茂者其实遂，膏之沃者其光晔。仁义之人，其方蔼如也。"人文精神的培养不同于一般的道德教育和法制教育，它始于人性的自觉，着眼于情感的潜移默化。不是强迫人要怎样，而是启发人从心灵深处自悟应该怎样。护理人员应注重自我修炼、灵魂陶冶，从根本上领悟做人之道。

（林　慧）

**数字课程学习**

㉒ ○教学PPT　○导入案例解析　○复习与自测　○更多内容……

# 第二章 护士修养

## 章前引言

　　随着现代护理模式的转变,护士的工作内容已经从以疾病为中心逐步转为以人的身心健康为中心。现代的护理工作实践中,更加注重人文精神的传承和运用。在护士人文精神(humanistic spirit)的培养上,可以从四个方面开展:一是护士的科学思维修养。培养护士的评判思维和创新性思维,提高护士的主动性和独立性,以促进护理学科的发展。二是护士的文化修养。在中华文化的熏陶下,领悟文化对护理的影响,提升护士的文化修养,加强护士临床服务能力。三是护士的社会修养。社会是一个大舞台,护士通过对社会学相关知识的学习,可以帮助护士理解社会与健康的关系,思考社会学与护理实践的内在关系,树立新医学模式背景下的大健康观。四是护士的美学修养。护士是一个崇尚美、践行美、传播美的职业。具备美学相关知识,可以提高护士的审美素质,在实践中塑造白衣天使的美好形象。

## 学习目标

1. 阐述科学思维、文化、社会和美学的相关概念。
2. 理解科学思维、文化、社会学和美学在提高护士修养方面的重要作用。
3. 运用提高护士修养的途径和方法,塑造良好的护士职业修养。

▶ 在线课程 2　护士修养

## 思维导图

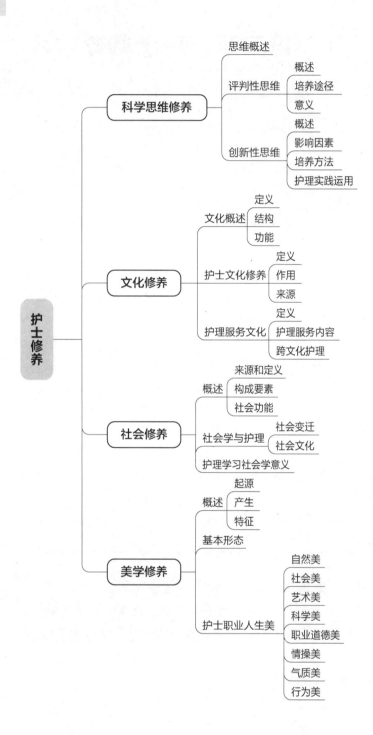

**案例导入**

### 血　迹

患者，女，28岁，已婚。患者因"胃溃疡"住院治疗。晚饭后约1小时后，患者自觉下腹部疼痛，且症状逐渐加重，恶心、呕吐，呕吐物为咖啡色样胃内容物，大汗淋漓。护士小王多次询问发病诱因，患者肯定回答是吃了冰激凌所致。医生体格检查发现：上腹部有压痛，考虑"胃痉挛、胃溃疡并发穿孔"。经X线放射透视及B超检查，均未发现腹腔游离气体等异常现象。但患者病情逐渐加重，腹部疼痛加剧，呻吟不止，面色苍白。当护士小王再次查看患者时，便仔细询问其月经史，并查看其内裤发现有血迹，初步判断"宫外孕"。小王立即将自己的判断结果告诉了值班医生，提醒尽快请妇科会诊。会诊结果显示为"宫外孕，失血性休克"，患者立即行急诊手术，术后转危为安。

**问题**

1. 在本案例中，护士的细微观察起到了什么作用？

2. 本案例体现了护士修养的哪些方面？

**提示**

护士在工作中应保持清醒的头脑，提升科学思维修养，做出理智判断，才能在工作中减少失误，保障患者的生命健康安全。

## 第一节　护士科学思维修养

　在线案例2-1　华佗发现良药

### 一、思维概述

#### （一）思维的定义

思维是人们在感性认识基础之上，通过人脑的判断、推理，对客观事物的本质和规律等做出概括性、间接性的反映。思维反映了客观事物的本质及事物之间的规律，是人类认识社会的高级阶段。

#### （二）思维的特点

1. 概括性　思维能够将大量感性认识的材料进行加工提取，总结归纳出同一类事物的共同特征和规律。思维的概况性表现在两个方面：一是在同类事物中，反映事物本质的属性；二是在一个事物中，反映该事物自身内部的规律和联系。

2. 间接性　思维是人通过个体经验或借助其他媒介对事物的间接认识。如医生在治病的过程中,需要借助影像、化验等其他手段,对获得的信息进行加工、分析和综合的思维过程,然后对患者的疾病做出判断。

### (三) 思维的分类

按照思维的发展水平分类,可分为动作思维、形象思维和抽象思维;按照思维的指向性分类,可分为聚合思维和发散思维;按照解决问题的方式分类,思维可以分为习惯性思维和创新性思维。

## 二、护士的评判性思维

### (一) 评判性思维概述

1. 起源　评判性思维(critical thinking)起源于希腊文"kritikos",意思是提问、判断、分析和探究。20世纪30年代,德国法兰克福学派的学者提出了评判性思维的概念。20世纪80年代后期,评判性思维方式被引入护理学当中,并被高度重视。1989年,美国护理联盟将评判性思维作为衡量护理教育质量的标准之一。评判性思维也是当今护理从业人员必须具备的能力。

2. 定义　评判性思维又称为批判性思维,是指在认识事物的过程中,能够对固有的行为观念或行为模式大胆质疑、否定,批判性地进行分析和思考,并找出新的方法和思路,达到重新认识世界的一种思维方式。

3. 特征

1) 客观性　评判性思维是建立在公正、客观的基础之上,重视事实和证据,理性地对事物质疑。

2) 辩证性　指对事物持有去伪存真的态度。既能大胆批判,破除陈旧和不合理的部分;又要保持冷静,不能全盘否定,保留合理的部分,从而推动事物不断向前发展。

3) 独立性　评判性思维是在认识事物的过程中产生的独立的思维活动。在认识世界的过程中,依据个人的想法、观点对事物进行分析,得出独立的观点和看法。

4) 主动性　评判性思维是个体主观能动地进行思考的活动。在实践过程中,个体主动地发现问题,并积极探索解决问题的途径和方法。

### (二) 培养评判性思维的途径

1. 在护理专业学习中启发评判性思维　在目前的护理专业教育中,存在重知识和技能学习,轻思维方式和探索精神培养的现象。在系统的护理专业学习中,教师除了要为学生讲授护理学的基本理论、操作技能外,还要向学生传授解决实际问题的思维方式,提高学生独立思考的能力。因此,在护理教学过程中,要注重发挥学生的主观能动性,培养学生发现问题、解决问题的能力。在教学过程中,不仅要传授理论知识,而且要培养思维方式,帮助学生将评判性思维内化为个人能力。

2. 在护理临床实践中培养评判性思维　在临床工作中,要注重评判性思维的培育,将评判性思维方式运用在护理工作的各个环节,养成系统性解决护理问题的思维方式。这样能帮助护士及时发现患者的问题，并做出正确的护理判断。

3. 在护理管理工作中强化评判性思维　运用评判性思维，可以帮助护理管理人员从多个角度看待问题，能够运用辩证唯物主义的方法分析问题，寻求最佳的解决方案。

### (三) 发展评判性思维的意义

1. 有利于促进护理专业的发展　为了适应新时代条件下医疗护理事业的改革与发展，护理工作者需要使用评判性思维。评判性思维能够帮助护士在临床工作中更好地获取信息，做出评判，选择合理的解决问题的方法，为患者提供安全、有效的护理措施。运用评判性思维可以有效地提高护理服务水平和质量，促进护理事业不断进步。

2. 有利于提高护理服务质量　在临床工作中，护士只有有效地运用评判性思维能力，才能最大限度地搜集与健康问题相关的信息，进行严格的逻辑推理，对思维对象的动态变化及时做出预警和反应，并审慎决策，提出有效的护理方案，提高护理质量。

3. 有利于提升护士的人文素养　护士使用评判性思维的过程，既激发了护士的护理潜能，也提升了护士的自信心和学习思考的热情，在促进护士高效完成护理工作的同时也促进了护理人员自身的发展。

## 三、护士的创新性思维

### (一) 创新性思维概述

1. 定义　创新性思维是指人们在实践过程中产生的全新的认知方式和实践方法，开拓出全新的认知领域，取得前所未有的成果的思维活动。创新性思维的内涵包括以下三个方面。

1) 创新性成果　如新的理论、新的方法、新的创造和新的产品等。例如，北斗卫星、天宫一号、高铁技术、第五代移动通信技术等，都是我国近年来取得的创新性科技成果。

2) 综合性思维方式　在创新性思维运用的过程中，也要融合其他的思维方式，如发散思维、逆向思维和逻辑思维等。

3) 重在求"新"　在人类已有的实践成果基础上，能够有新的突破和变革，打破原有的认识，取得新的进步。

2. 特征

1) 独特性　是创新性思维与其他思维方式最大的区别。具有创新性思维能力的人，在看待问题时不会"人云亦云"，能够有独特的见解和思路，在处理问题的方式上也会与众不同、别具一格。

2) 求异性　"新"者"异"也，创造性思维是一种求异(求新)性思维，是用已有的知识、经验重新组合作为基础，以获得新的思维成果为目的，是冲破传统思维模式、超越习惯性思维的产物。因此，求异(新)性的先决条件是敢于在科学的基础上对传统的东西进行否认与怀疑，敢于挑毛病，使原有之物得到修正、调整、补充和完善。

3) 敏捷性　创新性思维必须动作迅速,抢占先机。在别人尚未发现之时,提出自己的见解和看法或创造出新的成果。

4) 综合性　创造性思维产生的基础是丰富的知识储备和见多识广的经验积累。综合各种知识能力强的人才有可能产生新的联想,提出独特的见解。创造是灵活运用各种知识,综合多种思维方法的一门高超艺术。

5) 开放性　兼顾上下左右、系统内外的关系,注重空间环境的开放、视野触角的开放、发展过程的开放,思维就会进入一个创新的境界,这就是思维的开放性。

3. 主要形式

1) 逆向思维　又称反向思维或倒转思维,是指运用反常规性的、反方向的或者反程序的思考方式去解决问题的思维过程,也就是"反其道而行之"。逆向思维有利于摆脱思维定式,克服思维的惰性和呆板性,促使大脑开窍,思维活跃。

2) 发散思维　又称为辐射思维、求异思维或多路思维,是指从一个思考对象出发,沿着各种不同方向寻找两个或可能更多的解决问题方案的思维。

3) 灵感思维　一个人长时间思考某个问题得不到答案,中断了对它的思考以后,却又会在某个场合突然产生对这个问题解答的顿悟,是一种特殊的思维现象。

4) 超前思维　即根据客观事物的发展规律,通过把握其发展趋势而在客观事物尚未出现时产生的一种前瞻性思维。

5) 联想思维　通过由此及彼、触类旁通、举一反三的思维活动,推出新事物、新特征的思维方法。

📖 拓展阅读 2-1　怀丙捞牛

**(二)影响创新性思维发展的因素**

1. 专业及其环境因素　护士的思维方式与护理工作的特点有着紧密的联系。护士的职业与患者的生命相关。在专业的学习上,护士需要牢记繁多的医学术语,理解众多的原理,遵守各种操作常规、规章制度。在工作时,护士容易按部就班地做事,需要什么知识就取出什么知识,无须继续去创新。由于护理工作长期从属于医疗,护士将病情观察中获得的第一手资料不加分析,直接反馈给医生,也无须决策,只需遵医嘱行事,久而久之便会失去思维的主动性。

2. 教育与知识因素　我国的传统教育培养目标单一,只注重共性而忽视个性化教育,表现为对所有的学生提出统一的要求和评价标准,对有创新思想的学生鼓励和扶持不够。这种单一的目标培养模式,妨碍了学生创造性思维的发展。学生踏入医学门槛后很快会发现,医学是一门实践性很强的科学,经过几千年的不断发展,已经形成了许多经典的具有定论性的知识点,许多知识点之间往往没有必然的因果和逻辑关系。由于医学科学的这些特点,需要护理专业学生"死记硬背"的内容较多,因而传统的护理学教育采取的是一种接受式教学模式,以老师讲解知识为主,学生则被动学习。在教学内容上,注重知识的系统性、逻辑性,忽视学生对知识的综合应用;在考试中,重知识概念轻知识应用,理论考试要符合标准答案,操作考试要遵守操作程序。这种教育方式,极易养成对老师、对书本的依赖性及不敢越雷池一步的保守思想,严重限制了学生创造性思维的发展。

创造性思维要以一定的材料,即主体原有的知识结构为基础。人类对于新事物的认识总是在原有认识的基础上,按照由简单到复杂、由片面到全面、由现象到本质的规律逐步发展的。与此相应,思维也是由非创造性思维上升到创造性思维。没有已有知识的积累和优化,就不会对事物本质的认识产生质的飞跃。从思维过程来看,知识结构良好,既有助于信息存储,也有利于信息提取。知识结构良好还可以为补充必要的信息指明方向,为假设提供理论和经验依据。由于护理教育过去长期在较低水平徘徊,因此,护理人员多数缺乏合理的知识结构。

3. 心理与个性因素 长期以来护理专业的教育层次较低,使得护理人员自信心不足,产生压抑感和自卑感,在形象和气质上显得胆小、拘泥和"老实",缺乏敢于"吃螃蟹"的信心和勇气。另外,由于创新性思维往往与众不同,受传统的"枪打出头鸟"思想影响,个别护士即使有创新想法,因害怕受到嘲笑或打击,容易产生从众心理。在从众心理引导下,一些护士会形成思维惰性,不愿意动脑筋想问题。一味地"从众",创造性思维就难以形成。因此,培养不随波逐流的抗压心理是非常重要的。

**(三) 培养创新性思维的方法**

1. 训练运用创新思维 观察—联想—思考—筛选—设计是创新思维的基本思维程序。通过观察,触发联想、提出问题,然后进行广泛深入的思考,设想出种种解决问题的办法。通过科学的筛选,选出较好的设想再进行周密的设计。护士应注重培养思维的独立性,在不违反医疗原则的情况下,善于结合患者的具体情况进行独立思考和创造性思考,结合护理临床实际,深入分析与解决问题。

2. 训练使用多种思维方式 思维方式有发散思维、逆向思维、灵感思维、超前思维和联系思维等。护士在培育创新性思维的训练中,要深刻领会这些科学思维方式的无比奇妙的作用,并能自觉地把这些科学思维方法运用到平时的学习和生活中。

3. 训练提升系统综合能力 创新性思维是以感知、记忆、思考、联想和理解等能力为基础,以综合性、探索性和求新性为特征的高级心理活动。护士要全面地、辩证地、灵活地观察问题、提出问题、分析问题和解决问题,培养自身创新性地运用所学知识的能力。因此,需要护士能以变应变,以高效动态思维取代低效静态思维。

4. 工作中践行创新性思维 近年来,护理发明层出不穷,护理新材料、新产品不断问世,解决了临床上的实际护理问题,减轻了患者的痛苦,提高了工作效率,使创新有了社会价值。护士不再按部就班地工作,而是在工作环节中善于想象、敢于尝试、大胆探索、勇于创新,成为护理质量提高的不竭动力和源泉。在临床护理实践中,通过成立护理创新团队、建立护理创新基金、健全护理创新奖励机制、开发护理创新网络平台等方式,激励护士在实践中不断地激发创新思维,促进护理质量的全面提高。

### （四）创新性思维在护理实践中的运用

1. 护理理论创新　指提出新的护理理念、概念、模式、学说等。科学发展的实践表明，每个学科学术水平的提高都是建立在理论创新上的，护理学同样离不开理论上的创新。例如，美国护理学家奥瑞姆提出的自护模式，就是护理理论的创新。这一理论提高了护士在恢复、维持和促进健康中的地位，丰富了护士的职业内涵。

护理理论创新还体现在将已有的理论系统化和完善化。护理学概念的变化影响护理工作者理论创新的思维过程。例如，护理心理学理论对于护士认识心理因素的发病机制，创新心身护理方法是非常必要的。护理行为学理论对于护士研究人类正常行为和异常行为，提高遵医遵护行为也是非常重要的。

2. 护理实践创新　包括护理教育实践、护理技术、护理器材、护理管理与服务等。

1）护理教育实践　我国的护理教育正处于一个快速发展的时期。全国大批护理院校不断探索发展适合我国国情的护理人才培育模式，优化护理专业课程体系，不断地更新教学内容、创新教学方法。护理教育实践的创新成果将推动我国护理事业不断发展。

2）护理技术创新　包括操作技术和护理方法的改进等。例如，腹壁或会阴部人工肛门的患者对稀便无法自控，不能自控灌肠液，用普通肛门灌肠的结果是灌肠液反流较多，不仅影响灌肠效果，而且污染患者皮肤，增加患者痛苦。湖北某医院的护士受气囊肛门用于肛肠疾病术后大出血的启发，运用了联想思维，采用气囊肛管为人工肛门患者灌肠，取得了满意的效果。

3）护理器材创新　包括对各种护理设施和器具的研发或改良。例如，湖南某医院护士发现骨科患者常因下肢牵引、打石膏、严重创伤或长期留置导尿管而无法穿裤子，或只能穿一条裤腿，不仅影响患者的形象，伤害其自尊，也给护理工作带来不便。她运用逆向思维研制了一种简便裤，穿脱过程中裤腿不经过患肢，患者无痛苦，可自行穿脱经常更换。又例如，某部队医院护士运用形象思维方式，改革了传统的胶布或棉绳固定胃管方法，设计了胃管固定带，解决了临床上患者常自行拔出胃管的难题。

4）护理管理创新　包括质量管理、质控方法、布局与流程、规章制度、人力资源管理等。例如，有的护理管理者运用超前思维方式进行探索，顺利通过 ISO9000 国际认证，建立有效的质量管理体系；有的摸索出护士竞争上岗的管理模式，提高了护士工作的积极性；还有的研究了新型护理管理软件，如《全面质量管理护理系统》《微机辅助实施护理训练系统》《护理人力资源管理系统》等，有效地提高了护理管理的效率。

5）护理服务创新　包括当前正在实施的优质护理服务示范工程、长期护理服务模式试点项目等。在护理工作中将"以患者为中心"的口号转化为实际行动。例如，开设急救绿色通道，实施快捷有效的全程服务；为不同病种的患者成立"温馨之家"，提供就医住院指导及出院后的延伸护理；建立患者满意度调查和投诉管理制度；为符合条件的慢性病患者、老年患者、长期护理和康复期患者提供专业的居家护理服务等。

# 第二节　护士文化修养

## 一、文化概述

### (一) 文化的定义

广义的文化是指人类在社会历史实践过程中所创造的物质财富和精神财富的总和。狭义的文化是指社会的意识形态以及与之相适应的制度和组织机构,狭义的文化把文化限定在人的精神领域。

### (二) 文化的结构

文化的结构是指把文化要素组合起来的方式。

文化的层次结构可以分为物质文化、行为文化、制度文化、精神文化四大部分。它们之间既相对独立又相互制约,构成一个有机的整体,即一个有意义与价值的文化世界。

1. 表层的物质文化　物质文化也称为文化物质,居文化结构的表层,又称显性文化,是以满足人类物质需要为主的部分文化产物,包括饮食文化、服饰文化、居住文化、交通文化和劳动工具文化等。与制度文化精神文化相对而言,物质文化是物质性突出的文化,其本质在于物质性;与自然物质相对而言,物质文化是人工创造的物质产品,其本质在于人工创造,是自然物质的人化,是自然性与人工创造的结合。

2. 浅层的行为文化　行为文化是人们在认识改造自然、社会和自身的文化活动中产生的主体行为方式和关于行为方式的思想、观念,或以主观意识的形式承载于个人、社会主体,或承载于个人、社会主体行为本身,或承载于物质形态中。行为文化属实践文化、现象文化。它是在意识与行为的统一活动中生成的文化,是以动态形式作为存在方式的活动文化。在医疗实践中,行为文化包括服务态度、服务技术、服务风尚、医院宣传和群体活动中产生的文化现象,是医院员工的精神风貌的动态体现,也是医院价值观的折射。

3. 中层的制度文化　制度是人类处理个体与他人、个体与群体关系的文化教育产物。制度文化的特点是以技术"软件"(技术规范、岗位责任)、精神"软件"(管理制度、行为准则)而存在的。制度文化是管理文化的一种有形载体,它更多地强调外在监督与控制,是行业倡导的文化底线,即要求从业人员必须做到的,往往以各种规章、条例、标准、纪律和准则等形式呈现。制度文化对人的调节方式主要是外在的、硬性的调节。行业所倡导的管理文化,需要被全体从业人员普遍认同,变成从业人员的自觉行为。这一认同过程需要经过较长的时间,而把这种管理文化纳入制度,则会加速这一认同过程。

4. 深层的精神文化　精神文化是意识因素占主导地位的文化,通常称为社会意识,主要包括社会心理和社会意识等形式。社会心理包括的主要内容有朴素的社会信念、流行的社会价值观念、社会风俗和社会情趣等。例如,什么可以接受? 什么不可以接受? 什么好? 什么不好? 好与坏,各个社会的价值观念、行为选择和评判标准各不相同。社会意识形态如科学、艺术、哲学、宗教、道德和政治、法律、思想等,是理论形态上的意识文化。精神文化对人的调节主要是内在的文化自律与软性的文化引导。精神文化构成文化深层的内化形态结构,往往表现为极稳定的状态。文化这个大系统,就是由以上4个子系统组成的。这4个子系统相互影响、相互制约和相互渗透。

### (三) 文化的功能

文化是诸多要素构成的复合体。这些要素相互联系、相互作用,产生了文化功能。文化对社会发展起着促进和推动作用。在一定意义上,文化是除社会物质生产之外的人类社会最重要的推动力。

1. 化人功能　文化最大的功能在于对人的改造。一个刚出生的婴儿,并不是完整意义上的人。正是有了人类文化,使大多数人会降生在一个早已准备好的文化环境中,在家庭、学校这些社会生活的单元里经受着人生最初的文化熏陶,获得人生最起码的文化素质。人在社会这个人类文化的汪洋大海中,不断地接受新的文化滋养,增长才干,规范行为,形成复杂的社会关系,并在社会文化的大舞台上进行文化创造,真正实现人的文化价值和社会化。

2. 凝聚功能　文化的群体性、开放性、自由性等特点,决定了文化必然具有交往的功能。人们生产文化产品的目的是参与社会交往,成为社会性产品。人们通过交往,相互沟通,加快了文化创造速度。种族和文字相同的人群之间的文化交往具有很强的凝聚功能。例如,中华文化植根于所有华人的血液中,中华儿女无论走到哪里,都不会忘记自己是炎黄子孙、龙的传人。

3. 改造功能　物质世界在未出现文化事物之前只有自然物质,是纯粹的自然世界。它们依照自然界的客观规律自发地变化、发展。由于人类文化的产生和发展,使自然界由"自在世界"向"为我世界"转变,不断地由自然物质向文化事物跃迁,变成人类文化世界的组成部分。例如,旅游业的蓬勃兴起,充分体现了文化改造自然景观的价值。

4. 社会动力功能　社会是文化之母,文化通过社会获得、贮存、生产和传播,同时促进了社会的物质文明、制度文明及精神文明。文化的发展尤其是技术文化的发展,形成了社会与自然之间的文化作用关系。可见,社会从本质上是实践的和文化的。文明是文化发展到一定阶段的产物,文化中的积极成果不断发展,使人类社会由野蛮走向文明。

5. 经济功能　一张白纸,书法家能挥毫泼墨,使之成为一幅龙飞凤舞的书法极品;画家能点缀江山,使之成为多姿多彩的美术佳作;文学家能在上面嬉笑怒骂;史学家能在上面评点千秋;诗人能在上面题诗撰联,流芳百世;曲作家能在上面吟咏谱曲,绝唱千古等。文化征服和改造了这张纸,进行了物质资料的生产,创造出极富价值的产品。文化作为生产力渗透到每一产品的生产过程中,创造出不等的高附加值。任何产品都离不开文化的包装。

6. 科技功能 文化是科技的基础。科技具有两重性,即自然属性和社会属性,自觉或不自觉地受到包括文化在内的社会属性的制约。科技的两重性如果得到先进文化的武装,便会造福社会和人类;反之,则会祸害社会和人类。

7. 社会稳定功能 文化具有保持社会和谐稳定的功能。社会作为人的整体性存在,需要一种整合纽带,平衡各种利益关系、规范各种行为、调解各种矛盾、统一各种思想等,这种纽带就是社会文化。文化是整个社会的认同感和归属感产生的思想基础,直接作用于广大民众的社会心理。文化以润物细无声的巨大力量,在潜移默化中改变着社会心理,而成为社会发展的"杠杆"和推动力。

## 二、护士的文化修养

### (一)文化修养的定义

文化修养是指崇尚科学、反对迷信和伪科学,对人文文化、科技文化中的部分学科有了解、研究、分析、掌握的技能,可以独立思考、剖析、总结,并得出自己的世界观、价值观的一种素养。

### (二)文化修养的作用

为适应护理事业发展的需要,培养护士的文化修养有利于护士在工作过程中理解服务对象的观点及行为;有利于护士介入,选择恰当的方式向服务对象传递自己的观点,从而完成与服务对象的有效交流。

### (三)文化修养的来源

1. 传承优秀的中国传统文化 在五千年的历史发展中,我们的祖先创造了灿烂而独特的中华文明。老子、孔子、墨子、孟子、庄子等中国诸子百家学说上究天文、下穷地理,广泛探讨人与人、人与社会、人与自然关系的真谛,提出了博大精深的思想体系,包含了许多正确反映人与人、人与社会、人与自然和谐生存发展规律的真理性认识,形成了以爱国主义为核心的民族精神和以儒家思想为主体的传统文化。这一民族精神与传统文化熏陶培育了一代又一代志士仁人和英雄才俊,使中华民族的精神血脉得以延续,中华民族的团结统一得以维系,是文化修养的重要来源。

2. 弘扬新时期的先进文化 先进文化对弘扬民族精神,形成民族凝聚力,有着极大的激励和促进作用。要实现社会主义现代化,同样离不开先进文化的凝聚和激励作用。先进文化可以使全社会形成共同的理想和精神支柱,激励人们团结一致、克服困难,为中国经济发展和社会全面进步提供精神动力,争取各项事业取得更大胜利。

3. 学习有价值的西方文化 西方文化中有一部分如竞争、平等、效益和开放等观念,这些文化精华对于推进中国的小康社会建设和提升个人文化修养是相当有益的。

### 三、护理服务文化

#### (一) 护理服务文化的定义

护理服务文化指在预防、医疗、康复和保健活动过程中,护理人员以实物和非实物形式满足服务对象需要的一系列行为。它是一种为满足他人需求进行的劳动活动,是一种人与人之间相互影响、相互作用的互动行为,实质是一种文化的交流和沟通。

护理服务文化的建设宗旨是以患者为中心,这是医院生存的根本,是对现代护理管理者向经营战略管理模式转变的客观要求。要做到用文化感召人、感情吸引人、事业凝聚人、机制留住人,形成"医院管理以人为本,护理管理者以护士为本,护士以患者为中心,患者依赖医院"的医院经营循环链。

#### (二) 新时代护理服务内容

1. 人性服务　从患者的特点出发开展护理服务行为,使服务符合患者的生活和心理需求。如改善就诊环节,病房加装床帘,保护患者隐私。如今各家医院都在倡导人性化服务,提高行业竞争力。

2. 个性服务　护理人员注意从细微处来关心和贴近就医患者,精确地了解每个服务对象,并提供他们希望得到的个性化服务。个性化服务重视患者的个体差异,致力于满足不同患者的多元文化需求,使护理服务进入更深的层次。

3. 便捷服务　通过应用现代科学技术,简便就医流程,减少患者排队和等待的时间。如网络挂号、移动支付和网络查询检验结果等。在门诊建立"一站式"服务,将导医服务、健康指导、用药咨询、简易门诊、免费提供推车和供应开水等多项功能合并,为患者提供了极大的方便。

4. 扩展服务　随着患者对护理服务的要求不断提升,护理工作者要打破原有的工作和服务模式,对护理服务的内涵和外延进行重新界定,促进护理服务的发展。在原有护理服务的基础上,要不断地探索以患者身心健康为基础的延伸服务。比如,举行病友联谊会、节日联欢活动,丰富患者治疗期间的生活;患者治疗结束以后,对患者进行电话随访,为患者提供进一步的健康指导;为临终患者提供安宁疗护,减轻患者的痛苦等。

5. 公开服务　又称透明服务,是指在医疗服务过程中保障患者的知情权和参与权。护士要对患者提出的疑问及时进行解答,征得患者理解,减少护患矛盾的产生。医院可以通过价格公示、过程公开等途径,增加患者对护理服务的认可和信赖。

6. 温馨服务　指为护理服务对象营造一个温馨舒适的就医环境。在通常情况下,医院通过对视觉环境、听觉环境、嗅觉环境的营造,改善就医环境,提高服务对象的舒适感和安全感。

#### (三) 跨文化护理

护理服务的需要是关乎全人类的,不分民族、国籍、信仰、肤色、政治背景和社会地位。随着社会的发展,我国对外交流日益增多,不同的文化也渗透在护理专业中。

1. 跨文化护理的内涵　跨文化护理是护理人员按照服务对象不同的世界观、价值观、宗教信仰和生活习惯等,采取不同的护理措施,满足不同文化背景下的健康需求。其实质是研究不同文化背景下人的照顾方式、健康理念和死亡观,从而为不同文化背景的人提供适应其文化需求的护理措施。

2. 跨文化护理的实践　包括以下几个方面。

1) 尊重价值观念上的差异　价值观是个人、群体或社会所秉持的原则、标准或品质,是某种事物对于人生的意义或功用,是一个人对待事物的最基本看法,包括基本信念和价值取向。价值观决定着个人的思维活动和外在表现,还影响着群体行为和整个组织行为,许多社会规范都是从特定的价值观中演化出来的。东西方在价值观上存在很多差异。如中国传统思想认为"天人合一",表达了中国文化对于大自然的顺从和崇拜,崇尚人与自然的和谐统一;而西方思想则倾向于将人与自然对立起来,即天人相分,强调人与自然抗争的力量。

2) 尊重不同文化沟通方式的差异　东西方在交际上存在着较大的差异,东方人含蓄,西方人坦率、乐于交际、不拘礼节。在交流内容上,西方人谈话涉及面广,但很少涉及个人和家庭隐私;东方人谈话爱涉及家庭生活体验。在交流用语上,中国人对老年人称呼往往用"老"表示尊重,而西方人则讳"老"字。世界上大多数国家以"点头"表示"同意",而保加利亚、尼泊尔则用"摇头"表示"同意"。

3) 尊重不同文化的禁忌避讳　禁忌是一种特殊的民俗现象,与民俗宗教和信仰有关。在交往中要遵守"入境问禁,入国顺俗,入门问讳"的礼仪规范。例如,美国人忌讳数字"13",而中国藏族却把"13"当作极为幸运的数字。文化不同,审美习俗也不同。比如,中国人喜欢菊花,认为是高洁品质的象征;而西方患者却认为很不吉利,是死亡的征兆。美国人讨厌蝙蝠,认为它是吸血鬼和凶神的象征。

4) 尊重不同文化的饮食习惯　例如,西方人喜欢吃生、冷食物,如蔬菜等,他们认为生吃不会破坏维生素,而东方人则认为生、冷食物对肠胃不好。加拿大人喜爱奶酪和黄油,重视晚餐;而中国人重视午餐。

5) 尊重不同文化的礼节习俗　各国因文化背景不同而有不同的礼节习俗。例如,波兰盛行吻手礼,而日本人初次见面则互相鞠躬。在欧美各国,拥抱、接吻是常见的礼仪形式。信奉伊斯兰教的患者在睡前、饭后都要祷告,祷告时用的毡垫是圣洁的,只能跪在上面做祷告,不能踩在其上或从上面跨过。西方人决不轻易地去触摸他人的身体和服装。中国人喜欢对他人的时髦衣衫或物品进行触摸,或追问其价格等。

6) 尊重不同文化的传统节日　传统节日是传统文化的典型体现,不同民族有自己的传统节日。中国的传统节日主要与人文文化相关,而西方传统节日主要与宗教文化相关,如感恩节、圣诞节等。在传统节日时,护理人员如果送上一束鲜花,或送上一张慰问卡,既可以增进友谊,又可缩小彼此间的文化距离。

# 第三节 护士社会修养

## 一、社会学概述

### (一) 社会的来源与定义

"社会"一词最早出现在《旧唐书·玄宗本纪》中,"礼部奏请千秋节休假三日,及村间社会"。这是目前见到的"社""会"两字最早连用,意为村民集会。"社"是指用来祭神的场所,后来"社"又用以指人群聚居的地区;"会"是指聚集和集会。古籍中有时也指"社"是集会之所,如"文社""诗社",或指中国古代地区单位,如"二十五家为社"。"会"是指"集会",有聚集之意。自唐代以后,在一定程度上泛化了社会的含义,社会不再专指祭神活动,社会被定义为人们为了共同目标聚集到一起进行的某项活动。

### (二) 社会的构成要素

在全部社会结构中,环境、人口和文化是社会的基本构成要素。

1. 环境因素 自然环境是人类生存和发展的外部条件,是社会存在的空间前提,是各种自然条件的总和,是由土地、地理位置、气候、水、动植物和矿藏等因素构成的复杂系统。自然环境的重要性主要表现在以下两个方面:一是自然环境影响社会的存在和发展。自然环境是人类社会赖以生存和发展的根基,为人类提供了不可缺少的生产生活资料。同时,我们也要认识到,自然环境也影响着社会的发展水平。二是人类社会生活影响和改变自然环境。人类的生产生活对自然环境的影响主要表现在对自然环境面貌的改变和对生态环境的影响上。

2. 人口因素 人口是社会的主体,是社会存在的基础和前提。人口是指生活在特定社会历史时期,特定地域范围的个体的总和。人口数量和人口质量会对社会的稳定与协调发展产生深远的影响。人口数量和质量会影响经济发展的速度,影响人们生活水平的不断提高。人口问题是其他社会问题产生的重要因素之一。

3. 文化因素 文化在社会整体结构中是相对独立的要素。文化为人类提供了适应和改变自然环境的能力,同时文化也影响着人类生活方式。人类生活方式是由社会物质生产方式决定的,但人们的价值观、传统习俗等文化因素同样对生活方式产生直接影响。

### (三) 社会的功能

1. 整合功能 整合是指社会将无数单个个体组织起来形成合力,调控各种矛盾、冲突和对立,并将其控制在一定的范围内,以维护统一局面。整合主要包括文化整合、规范整合、意见整合和功能整合。

2. 交流功能 社会创造了语言文字符号等人类沟通交往的工具,使个体间、家庭间、群体间、国家间的交往成为可能。

3. 导向功能 社会有一整套行为规范,用以维持正常的社会秩序,调整人们之间的关系,规定和指导人们的思想和行为的方向。

## 二、社会学与护理

社会学与临床护理工作有着密切的联系。社会学研究的许多领域都与护士维护与促进健康的工作目标和工作内容相一致,具体体现在以下两个方面。

### (一) 社会变迁对健康的影响

任何社会变迁都会对社会群体的健康产生影响。社会环境、关系和人口因素的变化都会对人类健康产生影响。

1. 社会环境变化对健康的影响 社会变迁导致社会环境因素变化,主要是指社会制度的改变。社会制度是指在一定历史条件下形成的社会关系和社会活动的规范体系。社会制度影响健康的途径主要有三个方面。

1) 不同分配制度影响健康状况 目前,全球因为贫困原因导致 8 亿多人处于不同程度的营养不良状态。

2) 不同卫生政策影响健康水平 目前,我国施行的"健康中国计划"加大了在疾病预防、保健方面的投入,有效地提高了国民的健康水平。

3) 不同社会制度影响健康行为 社会制度的健康效用主要体现在禁毒、控烟、扫黄以及对食品生产加工和销售的各种规定等方面,对维护国民健康具有重要的作用。

2. 社会关系对健康的影响 每个个体都生活在由一定社会关系结合而成的社会群体中,如家庭、邻里、朋友、工作团体等,上述社会群体共同构成了社会网络。个体在社会网络中相互协调和支持是健康的基本保障。

3. 人口因素对健康的影响 人口不仅是社会存在和发展的基本要素,也与人类的健康密切相关。具体表现在以下三个方面。

1) 人口数量影响健康 人口数量过多,会加剧对自然环境的污染和破坏,影响人类生活环境质量和社会的可持续发展。同时,也会给社会带来巨大的负担,影响人民生活水平。

2) 人口结构对健康的影响 人口结构是指人口的性别、年龄、婚姻、职业和文化等,其中与健康关系最为密切的是年龄和性别结构。我国现在已经成为老龄人口最多的国家。随着老年人数量的增加,心脑血管疾病、阿尔茨海默病等的患病人数也越来越多。

3) 人口流动影响健康 人口流动可以促进经济繁荣和社会发展,有利于提高国民健康水平。在对健康的影响上,突出表现在传染病方面。例如,新型冠状病毒感染疫情在武汉暴发,武汉采取"封城"措施,就是为了控制人口流动,减少病毒的传播。

### (二) 社会文化对健康的影响

文化的特征决定了它对健康影响的广泛性及持久性。文学艺术、教育、道德规范、风俗习惯、宗教信仰等文化因素对人的健康影响程度远远大于生物因素和环境因素。另外,文化因素对健康的影响常贯穿人整个的生命周期,甚至会对后代产生影响。

1. 教育对健康的影响 受教育程度不同,人的健康观念和生活方式也不同。因为教育水平的不同,人们对健康生活的能力、生活方式、疾病预防、健康投资等方面也有着不同的态度。此外,人的自我保健能力、良好的生活习惯、正确的求医行为等都与教育水平有着密切的关系。

2. 风俗习惯对健康的影响 风俗是在特定的社会文化区域内历代人们共同遵守的行为模式或规范,它对社会成员有着非常强烈的行为制约作用。风俗习惯主要包括民族风俗、节日习俗、传统礼仪等,贯穿人们日常生活的各个方面,对人们健康生活的影响非常广泛。在民族习俗方面,不同的民族因民族信仰和地域等特点,有着不同的民族习俗。例如,藏族人有敬献"哈达"的礼仪,献的哈达越长越宽,表示的礼节也越隆重。藏族人最忌讳别人用手抚摸佛像、经书、佛珠和护身符等圣物,认为这是触犯禁规的,对人畜不利。壮族人喜欢吃腌制的酸食,以生鱼片为佳肴,妇女有嚼槟榔的习惯。"三月三"歌节是壮族最著名的传统节日。在地区习俗方面,各个国家和地区都有其本身固有的习惯,从而形成人类特殊的健康状况。通过健康教育,能帮助人们认清良莠,自觉地移风易俗,从而提升人们的健康水平。

> 拓展阅读 2-2 我国的民族人口

3. 宗教对健康的影响 宗教是以神的崇拜和神的旨意为核心的信仰和行为准则的总和。宗教主要通过教义、教规、仪式等形式对人类健康产生影响。宗教对健康的影响具有双面性。

1) 宗教的精神力量 宗教信仰常使人对自己难以解决或难以回答的问题有了归宿。宗教信徒把自己的人生曲折或难题归于天命、上帝,从而达到心理平衡,这一点是有利于健康的。西方国家的研究表明,虔诚的基督徒患者往往能坦然面对绝症,从而减轻了疾病带来的精神压力,但也常因相信上帝旨意胜过相信医嘱而影响治疗。

2) 宗教对行为的影响 宗教对人行为的影响是通过教规及教徒的信仰来实现的,其作用有明显的强制性及高度的自觉性。宗教大多有教化人们养身修行、劝恶从善的宗旨,如佛教、犹太教等。但是,教徒的盲目信仰也给健康带来了危害。如印度是霍乱流行的高发地,主要原因是教徒视恒河为圣河,认为生前饮其水、死后以其浴身可以除去罪孽,导致河水污染终年不息。

### 三、护士学习社会学的意义

#### (一)新医学模式下从事护理工作的需要

随着新医学模式的转变,护理工作已经从单纯的疾病护理转变为以健康为中心的整体护理。新的护理模式要求护理工作者学习社会学相关知识,弥补自身的不足,更好地服务患者。

### （二）提升护士综合素质的需要

深入学习与社会学相关的理论知识，将社会学理论和方法纳入护理教育体系，可以提高护理质量和护理管理水平，促进临床护士综合素质的提升。

### （三）拓展疾病防治手段的需要

社会学理论揭示了患者、疾病的社会属性，阐明了社会经济、政治、文化与患者和疾病的关系，从护理学角度扩展了疾病防治手段。

# 第四节　护士美学修养

## 一、美学概述

### （一）美的起源

美的起源与人类息息相关。美的发展是一个相当长的历史过程，其间经过若干过渡形式和中间环节，受到多种因素的推动，有直接因素和间接因素、决定性因素和非决定性因素。美起源于人与自然和社会的交换，即自然的人化和人的社会化。

人类最初阶段是服从自然的。人对自然没有足够的认识，只能盲目地听从大自然的摆布。随着人类在与自然、社会的交换活动中一步步认识自然，发现自然景色会给人类带来愉悦的感觉。人类为了生存，开始有意识、有目的地活动，学会了制造和使用工具，尽管工具只具有功利价值，人们却从中感受到改变自然带来的精神满足，所以，美的起源是从人类制造和使用工具开始的。

### （二）美的产生

美是人类社会历史发展的必然结果，人类通过劳动区别于动物，人类对劳动工具的发明和创造，呈现了人类为生存需要从野蛮过渡到文明、从丑过渡到美的历史过程。

### （三）美的特征

1. **客观社会性**　美是客观实在的东西，也是人类社会实践的产物，自然事物只有同人类实践和社会生活发生关系才有所谓的美丑之分，是一种社会性的价值体验。由此可见，美是现实生活中那些包含着社会发展本质、规律和理想，用感官可以直接感知的具体的社会形象和自然形象。比如，医院各区域的设施，既要美观又要实用。

2. **具体形象性**　美是通过一定的线条、声音、颜色等而被人类所感知，这也是人们喜爱美、欣赏美的重要原因。正如油画通过线条、颜色来表达美，音乐则是通过音符的组合来表达美，等等。

3. **真挚感染性**　美能令人感动、愉悦、富有希望，美能打动人，是因为其具有真挚感染性。

4. 自由开放性　随着社会文明的进步,人类认识世界、改造世界的能力不断提高,美也在不断地被创造、被丰富。过去的建筑以木、石为主,中规中矩。而现在随着技术的进步,各种地标式建筑不断出现。如北京的"鸟巢"、广州的"小蛮腰"、苏州的"东方之门"等。可见,随着社会实践的变迁,人们的审美趣味、审美标准也在不断地变化。这充分说明美是自由开放的。

## 二、美的基本形态

美的事物和现象一般可以分为自然美、社会美、艺术美和科学美4种形态。

### (一) 自然美

自然美是指客观世界中自然事物和自然现象的美。如泰山日出、高峡瀑布、钱塘江浪潮等。一般来说,自然美可以分为形式美与内涵美。

1. 自然物的形式美　指自然物中天然形成的,令人的感官感到愉悦、快乐的那部分对象的形式,如美丽的风景、壮阔的山峦和广阔的大海。

2. 自然物的内涵美　表现为人的某种主观意愿的寄托。例如,松柏比喻刚直,明月寄托相思,大海形容心胸等,都是将自然物唤起人的心情赋予景色的内涵。

### (二) 社会美

社会美就是社会生活美,是美的本质最直接的展现。社会美指的是那些包含着社会发展本质规律,体现人们的理想和愿望,并能给人以精神愉悦的社会生活现象。社会美包括劳动美、人际关系美和人之美等,其中人的美是社会美的核心。

1. 社会美的特征

1) 实践性　实践是社会美的来源。人在社会生产、劳动、人际交往中,创造出各种形态的美,如思想、行为、关系等,以满足人们的物质和精神需要。

2) 实用性　社会美的创造要对社会有益,能促进社会各方面不断发展和进步。社会美的实用性表现在精神的"实用"和物质的"实用"。

2. 社会美的表现

1) 劳动美　包含环境美、过程美和产品美。例如,护士在工作期间,病房和护士站干净整齐就是环境美;在护理工作中,护士大方的妆容、优美的姿态、温柔的话语就是过程美;护士护理操作成功,患者得到了治疗就是产品美。

2) 生活美　体现在生活中的方方面面,随处可见。"生活中不缺少美,而是缺少发现美的眼睛"。护士要具备一双发现美的眼睛,感知生活中美好的事物,传播美,弘扬美。

3) 人的美　包括外在美和内在美。外在美是指人的外观美,包括容貌美、形体美、行为美、语言美、举止美等;内在美是指人的内心世界美,包括思想美、品德美、情操美、性格美、智慧美等,是一个人内在素质的具体体现。其中,内在美是判断一个人"美"与"丑"的标准,对人的美起决定作用。

## （三）艺术美

艺术美是由艺术家创造的。呈现于艺术作品中的美，是现实美的升华与结晶，对人们具有美学欣赏价值。所以，艺术美是艺术特有的美学属性。艺术美具有以下 4 个特征。

1. **具有典型性** 艺术的典型性是指艺术家通过个性化和本质化创造出来的既能反映现实生活的某些本质和规律，又具有鲜明独特的个性特征。

2. **富有情感性** 艺术美是艺术家主观感受的体现，是主观情感与客观生活的和谐统一。艺术美之所以具有强烈的感染力，在很大程度上是由于体现了艺术家的强烈感情。

3. **寓于理想化** 艺术美有时为了突出一些东西，总会把其理想化，脱离现实。比如《西游记》中孙悟空能够"七十二变"，就体现了作者的理想化。

## （四）科学美

科学美是美的一种高级形式，是审美者的科学素养、审美水平达到较高层次，理论思维与审美意识交融、渗透时才能产生的一种美。

科学美包括理论美与实验美，通常以理论美为主，是人类在探索、发现自然规律的过程中创造的成果或形式。科学美具真理性、简洁性、和谐性和对称性四个特征。

科学鉴赏力是指一个人对科学美的感受、理解、评判和审视能力。科学鉴赏力的培养与形成应具备以下条件：①有对科学美的兴趣好奇和追求的激情；②有一定的科学实践和对科学理论的审美实践；③养成一定的审美习惯；④具有比较鉴别能力，对物质世界进行思考，提高科学美的鉴赏力。

## 三、护士的职业人生美

### （一）职业道德美

1. **基本概念** 职业道德是指人们在从事正当职业、履行职责的过程中，应当遵守的行为准则。护理职业道德是在一般社会道德的基础上，根据护理专业的性质、任务以及护理岗位对人类健康所承担的社会义务和责任，对护理工作者提出的护理职业道德标准和护士行为规范。

2. **基本内容**

1）爱岗敬业，忠于职责 作为一名护理工作者，要热爱自己的职业，要有强烈的事业心。每一种职业都有其趣味，护理工作也是如此。人能够从自己的职业中领略出趣味，生活才有价值。

2）关心患者，亲切体贴 在与患者及家属交流沟通过程中，能够换位思考，理解患者和家属的悲伤、痛苦、无助等情感，从而使患者得到心理上的慰藉、情感上的愉悦，对患者的健康恢复起积极作用。

3）理论扎实，技能精湛 医护人员面对的是一次又一次的生死博弈，如某些疾病起病急、来势凶、病情变化快、突发情况多,而有些疾病起病隐匿、症状不典型等。这些都需要医护人员具备扎实的理论知识和丰富的临床经验,迅速做出相应处理,抢救患者。

4)情绪稳定,沉着应对 护理人员应做好情绪控制,采用适当途径宣泄情绪,避免将不良情绪带到工作中。面对急危、突发情况应沉着冷静,找寻紧急措施,予以应对。

## (二)情操美

情操也称节操,是指人们在生活中表现的行为方式的总称。构成情操美的品性元素主要有善良、友爱、同情、正义和勇敢等。

## (三)气质美

气质是指个人相对稳定的个性特征、风格及气度的心理特点的结合,给人以只可意会不可言传的感觉。气质是一个人的精神状态、个性品质、文化修养、生活习惯、道德、审美情趣等动态的综合呈现。人的气质作为稳定的心理特征,与遗传和后天社会特征有关。气质的可塑性小,但在生活环境和教育的影响下会发生一定程度的某些变化,重要的是来自长期的卓有成效的德行和文化素养的积淀,即要在思想、品德和情操等内在品质的塑造中才能实现美的升华。

## (四)行为美

由于护理工作的特殊性,使得护士独处时间多,经常单独操作、单独值班。因此,要求护士养成良好的行为规范,具有慎独精神。无论在哪种状态下都要时刻保持护士的职业形象。

(秦亚梅)

**数字课程学习**

○PPT课件　○导入案例解析　○复习与自测　○更多内容……

# 第二篇　护理礼仪

## 第三章　礼仪概述

### 章前引言

礼仪(etiquette)是在人类历史发展进程中逐渐形成并积淀下来的一种文化现象,是现代社会文明进步的标志。古往今来,礼仪从来都是不可缺少的工具。对社会来说,礼仪是一个国家和民族文明程度、道德风尚、生活习惯的反映。对个体来讲,礼仪是一个人思想道德水平、素质修养、交往能力的外在表现。中国有五千年历史文明,素有"礼仪之邦"的美誉,在发展中形成了一套系统、完整的礼仪思想和行为规范。重礼法、行礼教深深地融入了炎黄子孙的文化和性格,成为中华民族的文化特质。礼仪作为现代人际交往的润滑剂,更是受到社会各界的普遍重视,各行各业已将礼仪作为上岗培训的必修课。医疗卫生服务是一个特殊的服务行业,良好的职业形象及礼仪修养既能提高行业服务质量,也对促进健康有着重要的意义。因此,学习及应用礼仪是现代护理专业学生必不可少的重要课程。

### 学习目标

1. 知晓并理解护理礼仪的重要性。
2. 在工作和生活中灵活运用所学礼仪知识。
3. 自觉遵守护理礼仪规范,成为知礼、重礼、讲礼的现代人。

在线课程 3　护理礼仪的重要性

## 思维导图

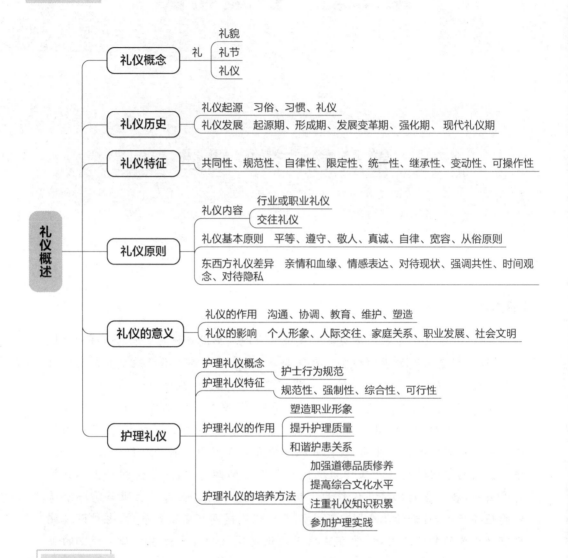

### 适 度

小李是一名刚入职某医院内科的年轻护士,性格外向,活泼开朗,爱说、爱笑、爱动。患者王阿姨早年离异,多年来独自一人生活,近日因高血压收治入院。王阿姨看上去总是心事重重、闷闷不乐。小李是其责任护士,为了让王阿姨开心,每次去查房时总是蹦蹦跳跳、大声说笑,有时甚至有丰富夸张的肢体动作。王阿姨是机关退休干部,从心里不喜欢小李的表现,向护士长反映要求更换责任护士。

问题

1. 在本案例中,护士小李出现了什么问题?

2. 护士小李应该怎么做才符合护士的举止礼仪要求?

提示

每个人的特质和喜好千差万别,只有全面了解患者的经历、性格等,"投其所好"并把握好"度",才能让患者产生亲近感和信任感。

# 第一节　礼仪概念及历史

## 一、礼仪的基本概念

礼仪是人们在社会交往中共同认可并遵守的行为准则和规范。"礼仪"是由"礼"和"仪"两个字合成,在中国,"礼"和"仪"最早是分开使用的。将"礼"和"仪"合起来使用源于中国古代第一部诗歌总集《诗经》中的一首诗《小雅·楚茨》:"献酬交错,礼仪卒度"。中国古代的礼仪本质上讲的是道德教化,它不仅仅指表面上的形式,更主要指道德的内涵。

### (一)"礼""仪"及"礼仪"的含义

1. "礼"的含义　礼是做人的基本道德标准,本质是"诚",有敬重、友好、谦恭、关心和体贴之意。它规范的是对待自己、对待他人和对待社会的基本态度。要求每个人必须尊重自己、尊重他人、尊重社会。尊重自己才能得到他人的尊重;尊重他人是做人所必备的基本教养;尊重社会让生活环境变得更加美好。"礼"在古籍中的含义十分丰富,概括来说,主要有三个方面:一是指等级制度及与其相应的礼节,二是指尊重和礼貌,三是指礼物。

2. "仪"的含义　与"礼"相比,"仪"相对来说内容更加具体,它是"礼"具体和规范的表达形式:一是指容貌和外表,二是指礼节和仪式,三是指法度和准则。

3. "礼仪"的含义　包含礼貌、礼节、仪表、仪式等,是人们在长期的社会实践中用来表示相互尊重和重视的、约定俗成及共同认可的行为规范和准则。纵观古今对于"礼仪"的理解,可以看出,不同的角度对礼仪的内涵有相应的界定。从伦理道德角度来看,礼仪是为人处世的规范,或者标准做法和行为准则;从个人修养角度来看,礼仪是一个人内在的修养和素质的外在表现,也就是一个人在行为举止中显现的教养和素质;从美学角度来看,礼仪是形式美的表现;从民俗角度来看,礼仪是对约定俗成的尊重;从公共关系角度来看,礼仪是沟通交流的艺术,也可以说是一种交际方式或方法;从法学角度来看,礼仪维护社会秩序,起着法律在某些方面起不到的作用。

### (二)"礼""礼貌""礼节""礼仪"的关系

"礼"是人们社会交往中的行为规范和准则,属于一种社会道德规范。而"礼貌""礼节""礼仪"均属于"礼"的范畴。"礼貌"是人们在交往过程中互表敬意和友好,是表示尊重的言行规范。"礼节"是礼貌的具体表现形式和要求,具有形式化的特点,主要指日常生活中的个体礼貌行为。"礼仪"是由一系列具体表示礼貌的礼节所构成的完整过程,在层次上要高于礼貌、礼节,其内涵更加深刻、更加广泛。"礼貌""礼节""礼仪"虽然名称不同,但三者相辅相成,密不可分,本质都是尊重人和关心人。

📖 拓展阅读3-1 中国古代礼仪

## 二、礼仪的历史

礼仪作为一种文化现象,伴随着人类的产生而产生。历史唯物主义的观点认为,礼仪是社会历史的产物,是人类形成人类社会后,在长期的生产实践中逐步形成的。随着时代的发展,礼仪形态越发完整和成熟。因此,礼仪的演变是人类文明的标志和结晶,使人与动物、文明和愚昧区别开来。

### (一)礼仪的起源

礼仪的演变过程概括为习俗、习惯、礼仪。关于礼仪的起源,人们做过种种探讨,归纳起来大致有五种说法:一是天神生礼说,二是礼为天地人统一体说,三是礼产生于人的自然本性说,四是礼为人性和环境矛盾的产物说,五是礼生于理,起源于俗说。

从理论上,礼的产生是人类为了协调主观矛盾和客观矛盾的需要。首先,礼是为了维系自然"人伦秩序"的需要而产生。人类为了自身的生存和发展,不得不以群居的形式相互依存,与大自然抗争,这种群居性使人与人之间既相互依赖又相互制约。在群体生活中,为了妥善处理群体内部的关系,人与人之间形成了一系列"人伦秩序",男女有别、老少有异、尊卑有序等需要被所有成员共同认定、保证和维护,这是最初的礼。其次,人对欲望的追求是本能。在实现欲望的过程中,人类总会不断地与环境产生矛盾和冲突,人的欲望如不加以节制,就会给环境带来灾难。因此,儒家学者认为,礼是人的本性及本性与环境矛盾的产物。为了避免这些矛盾和冲突,就需要为"止欲制乱"而生"礼",促进人与环境的和谐发展。

从具体仪式上,礼产生于原始宗教的祭祀活动。在原始社会,人类认识世界的能力极为有限,对大自然有着恐惧感、敬畏感和崇拜感,对无法解释的自然现象归结为神灵的力量,人类就会举行一些仪式来祭拜。这些祭祀活动在历史发展中逐步纷繁完善,形成最简单的原始宗教礼仪。随着人类对自然和社会关系认识的深入,原始宗教礼仪已不能满足日益发展的精神需要和调节日益复杂的社会关系,于是祈福敬神活动扩展到各种人际交往中,最初的祭祀礼仪延伸到社会各领域,形成了各种各样的礼仪。

礼仪一词在西方最早见于法语 Étiquette,意思是"法庭上的通行证(秩序)",而英语 etiquette 则是礼节、礼仪的意思,即"人际交往的通行证"。西方文明史同样表现了人类对礼仪追求及其演进的历史。为了表示尊重,创造了脱帽礼;为了避免战争和格斗,形成了各种有关的礼仪;为了让对方感觉到自己没有恶意,创造了举手礼;为了表达自己的友好和诚意,有握手礼、贴面礼等。

### (二) 礼仪的发展

礼仪在传承发展过程中不断发生着变革,经历了从无到有、从零散到完整的过程。从历史发展的脉络看,大致可以分为 5 个阶段:起源期、形成期、发展变革期、强化期、现代礼仪期。

1. 礼仪的起源期　礼仪起源于原始社会,约在公元前 21 世纪的夏朝产生之前。在原始社会历史活动中,人类逐渐开化,出现了早期礼仪的萌芽。在旧石器时代,北京周口店的山顶洞人就已知道用树皮或兽皮打扮自己,并为去世的族人举行原始的宗教仪式。至新石器时代晚期,礼仪初步形成,有了较明确的规范,人们在相互交往中有了表示礼节和表示恭敬的动作。

2. 礼仪的形成期　奴隶社会是礼仪的形成时期,在公元前 21 世纪至公元前 771 年(即中国夏、商、周三代)。此期人类社会进入青铜器时代,人们生活水平提高,社会财富有了剩余并集中在少数人手中,因而出现了阶级对立。统治阶级为了巩固统治地位,发展了符合奴隶社会政治需要的礼仪,形成并完善了国家相关的礼仪制度。西周时期中国历史上有了第一部重在强调政治制度规范的关于"礼"的书籍《周记》,它与随后的《礼仪》《礼记》成为中国最早的礼仪学著作,俗称"三礼",标志着我国古代礼仪正式形成。

3. 礼仪的发展变革期　是奴隶社会向封建社会转型期,在公元前 771 年至公元前 221 年的春秋战国时期。这一时期涌现了以孔子、孟子、荀子等为代表的思想家,他们较系统地对礼仪的起源、本质和功能进行了阐述,将礼仪理论提到了新的高度。孔子是儒家学说的创始人,提倡"仁义""礼乐""以德教化""君以民为体",把"礼"视作治国、安邦、平天下的基础。孟子提出"王道""仁政""民贵君轻"说,主张"以德服人""舍生取义""修身""浩然正气"等。荀子重视客观环境对人性的影响,倡导"学而至善",主张"隆礼""重法","礼者,人道之极也",把"礼"作为人生哲学思想的核心,做人的根本目的和最高理想。

4. 礼仪的强化期　从秦汉到清末,即公元前 221 年至 1911 年。秦王嬴政吞并六国,建立了第一个中央集权的封建王朝,制定了集权制度,成为长达两千多年封建体制的基础,它的特点是尊君抑臣、尊夫抑妇、尊父抑子、尊神抑人。西汉思想家董仲舒把封建专制制度理论系统化,具体概括为"三纲五常"。"三纲"是君为臣纲、父为子纲、夫为妻纲;"五常"为仁、义、礼、智、信。这一时期的礼仪涉及国家政治的礼制和家庭伦理两类,构成中国传统礼仪的主体。在漫长的历史演变过程中,它逐渐成为妨碍人类个性自由发展、阻挠人类平等交往、窒息思想与自由的精神枷锁。

5. 现代礼仪期　辛亥革命以后,西方国家主张的"自由、平等、民主、博爱"思想极大地影响和冲击了中国传统礼仪。孙中山先生倡导的"人人平等"取代了"尊卑有序"的封建等级制度,繁文缛节逐渐被抛弃,国际上通用的礼仪形式开始流行、普及,新的礼仪标准、价值观念得到推广和传播。

特别是中华人民共和国成立后中国礼仪进入全新阶段,确立了具有中国特色的平等、合作的互助新型的同志式社会关系和人际关系。改革开放以来,国际交往日益频繁,中国传统礼仪与西方礼仪不断融合,构成中国特色社会主义礼仪的基本框架,现代礼仪发展进入了全新的发展时期。在建设和谐社会和追求美好生活的今天,弘扬"礼仪之邦"的优良传统,养成良好的礼仪风范是必由之路。

# 第二节　礼仪特征及原则

## 一、礼仪的特征

礼仪具有道德的一般特征,文化属性是上层建筑中的道德范畴,但它和其他应用性学科一样,又有一些自身独有的特征,主要表现为共同性、规范性、自律性、限定性、统一性、继承性、变动性和可操作性。

1. 共同性　礼仪是全人类活动的共同需要,跨越了国家和民族的界限。只要人类存在着社会交往活动,人们就需要通过礼仪表达情感和尊重。尽管不同国家和民族对礼仪的理解和重视程度不同,反映的形式也不同,但对礼仪的需要却是相同的。

2. 规范性　礼仪是一种社会规范。这种规范约束着人们在社交场合的言行,也是人际沟通交流中必须采用的一种通用语言,是判断和衡量是否自律和敬人的尺度,是约定俗成的自尊和尊敬他人的惯用形式。

3. 自律性　礼仪不需他人督促,主要依靠人们自觉遵守各种规范。但在社会生活中,礼仪却有一种无形的约束力,虽不像法律那样强制威严,但如果忽视礼仪规范,常会使人感到尴尬、失意,以致处处碰壁等。

4. 限定性　礼仪主要适用于社交场合、人际间的交往与应酬这个特定范围。在不同的场所、不同的身份、不同的人群,所应用的礼仪会各有不同。

5. 统一性　礼仪是道德的外在表现形式。养成良好的品德修养,提高自身综合素质,才能自然而然地显示优雅的举止和文明的谈吐,这就是所谓的"诚于中而形于外"。

6. 继承性　礼仪将人们交往中的行为定式以准则的形式固定并沿袭下来,构成了礼仪的继承性。各个国家的当代礼仪都是在本国古代礼仪基础上发扬和继承而来的,逐渐完善并形成自己的民族特色。

7. 变动性　礼仪是社会历史发展的产物,会伴随着时间、地点、环境和人物等方面的变化而发生变化。社会的发展进步使人们在社交活动中出现更多的新特点、新问题,这也促使礼仪有所变化和进步,以适应新形势下的新要求。随着不同国家、不同地区、不同民族间交往的日益频繁,礼仪不断地相互影响和渗透,存在的差异不断地融合,赋予礼仪新的内容。

8. 可操作性 礼仪不是空洞无物的,它既有原则及规范,又有具体可行的操作方式。礼仪已被广泛地运用并服务于交际实践,受到普遍认同并自觉遵守,促使礼仪更加简便易操作。

## 二、礼仪的原则

### (一) 礼仪的内容

1. 行业礼仪或职业礼仪 来源于市场经济发展的需要,是职业人必备的技能之一,是人们在工作岗位上应当遵守的礼仪,包括政务礼仪、商务礼仪和服务礼仪。政务礼仪是国家公务员在执行国家公务时应当遵守的礼仪。商务礼仪是企业、公司从业人员以及其他从事经济活动人员在经济往来中应当遵守的礼仪。服务礼仪是从事服务行业人员在工作岗位上应当遵守的礼仪。护理礼仪属于职业礼仪范畴,是护士在工作中应当遵循的行为规范,是更好地完成本职工作和更好地服务于患者的具体要求。

2. 交往礼仪 是人们在社会交往过程中遵守的礼仪,包括社交礼仪和涉外礼仪。社交礼仪是指社会各界人士在一般的人际交往中应当遵守的礼仪。涉外礼仪又称为国际礼仪,是与外籍人士交往中应当遵守的礼仪,要体现国家一贯奉行的对外政策,既要热情友好又要不卑不亢,既要表现本民族特有的礼仪风貌又要尊重他国的礼仪风俗。

### (二) 礼仪的基本原则

礼仪既不是法律规定,也不完全等同于道德规范,它是依靠社会舆论力量来维持的。它的原则是人们对礼仪在长期社会实践活动的高度概括。在社会交往中,遵循一定的礼仪原则,能创造安定、愉快、和谐的人际氛围,使人身心舒畅。在行使礼仪时所应遵循的原则大体一致,主要为以下八大基本原则。

1. 平等原则 平等是礼仪的核心,即尊重交往对象。平等原则是现代礼仪与古代礼仪最本质的区别,也是现代礼仪的基础。在人际交往中,对他人既不盛气凌人,也不卑躬屈膝。任何交往对象,不论其年龄、资历、种族、财富、职业、身份、地位以及与个人的亲疏关系多么悬殊,都应一视同仁,以礼相待,切忌厚此薄彼、区别对待。

2. 遵守原则 是人际交往中共同的利益和要求。任何人,不论身份贵贱、职位高低、财富多寡,都必须自觉遵守礼仪规范,约束自己的言行举止,否则就会受到公众的谴责和排斥,交际就难以成功。

3. 敬人原则 相互尊重是礼仪的情感基础,是建立友好关系的纽带。古语云:"敬人者,人恒敬之","只要是人,都需要别人的尊重,哪怕是孩子或濒临死亡的人"。在任何情况下,都不做有损对方人格和尊严的事,要学会给他人留"面子"(即自尊心)。你尊重别人,别人才会善待你。在人际交往中,只有相互尊重,人际关系才会融洽、和谐。

4. 适度原则 凡事过犹不及,应恰到好处,恰如其分。应用礼仪时要注意把握分寸,适度得体。在不同的场合,面对不同的对象,恰当地把握社交距离、情感尺度、行为尺度、谈吐尺度,以建立和保持良好、持久的人际关系。待人接物既要彬彬有礼,又不卑躬屈膝;既要热情大方,又不轻浮谄媚;既要优雅得体,又不夸张造作。

5. **真诚原则**　待人最需要的是真诚。真诚是人与人之间相处的基本方式,是一个人内在道德与外在行为的统一。《庄子·渔父》中曾说:"真者,精诚之至也。不精不诚者,不能动人。"在人际交往中,以诚待人、言行一致、表里如一,才能让人感受到你的真诚与友好,才能被对方理解、信任和接受。若口是心非、表里不一、缺乏真诚,即使礼仪做得无可挑剔和指责,也不会赢得他人的认可。因此,只有用发自内心的真诚去对待别人,同样也可以得到别人真诚的礼遇。

6. **自律原则**　自律是礼仪的基础和出发点。学习运用礼仪,最重要的是自我要求、自我控制、自我对照、自我反省,以道德信念和行为准则约束自己的言行。己所不欲,勿施于人。如果不能律己,只去律人,不讲慎独与克己,遵守礼仪规范就无从谈起。

7. **宽容原则**　宽容大度是人的一种美德和素质。人际交往中,要时时设身处地为他人着想,原谅他人过失与缺点,既要做到严于律己,更要做到宽以待人。俗话说"金无足赤,人无完人",每个人的思想、性格、品位、认知水平千差万别,切勿用同一个标准去要求所有的人,应求大同存小异,多容忍、理解、体谅他人。

8. **从俗原则**　十里不同风,百里不同俗。由于国情、民族、文化背景的不同,礼仪上的差异在所难免,这就需要我们在人际交往中,因地制宜、因时制宜、因人制宜。西汉礼学家戴圣的《礼记·曲礼上》中提到:"入境而禁,入国而问俗,入门而问讳",就是指入乡随俗是人际交往中必须遵守的准则。学会入乡随俗,切不可自以为是,唯我独尊,随意批评和否定他人风俗习惯,这是对他人的尊重,同时也才能使自己博得他人的尊重。

### (三) 东、西方礼仪差异

由于东西方文化体系的不同,因而礼仪也呈现不同的特点。东方礼仪主要是指以中国、日本、朝鲜、泰国、新加坡等为代表的亚洲国家所具有的东方民族特点的礼仪文化,西方礼仪主要是指欧洲、北美洲各国的礼仪文化。

1. **亲情和血缘方面**　东方民族信奉"血浓于水"这一传统观念,所以人际关系中最稳定的是血缘关系。西方注重独立性和处理能力,相比较不太看重家庭血缘关系,而强调个人利益和自由。

2. **情感表达方面**　东方人以"让"为礼,凡事讲究礼让三分,常用"您过奖了""惭愧""微薄之礼不成敬意""我还差得远"等谦虚、含蓄、委婉的话语。而西方人率直、坦诚,强调实用,面对别人真诚的赞美,会说"谢谢"以表示坦然接受对方的美意。

3. **对待现状方面**　东方对"老"有天生的敬意和爱护,礼仪上长者优先,很多事讲究论资排辈。而在西方独立意识强,崇尚平等自由,不服老、不愿老、忌讳老。

4. **强调共性方面**　东方注重共同拥有,有较强的民族感,强调群体和组织的团结和谐。西方人则重视个体性,崇尚个人力量,责任、义务划分明确。

5. 时间观念方面　西方人常随身携带记事本记录日程安排,时间观念较强,做事讲究效率,约定的时间不会随意改动。相对来说,东方人时间观念比较淡漠,在时间使用上比较随意。

6. 对待隐私方面　东方人强调人际关系的和谐,认为邻里间互相关心、嘘寒问暖是富于人情味的表现,而西方人则将个人尊严看得神圣不可侵犯,认为冒犯"私人"权利是非常失礼的行为。

# 第三节　礼仪的意义

　在线案例 3-1　尊重

礼仪是要求人们共同遵守的道德规范,是评判人们道德水平的标准之一。礼仪的核心源于尊重,尊重自己、尊重他人、尊重社会,礼仪的价值在于维护和体现人的尊严。孔子曰:"不学礼,无以立。"荀子道:"礼者,人道之极也。"古人云:"有理(礼)走遍天下,无理(礼)寸步难行。"礼仪教育应成为每一位社会成员的必修课,个人文明礼仪的养成,有助于和谐社会和人们美好生活的实现。

## 一、礼仪的作用

礼仪倡导人们遵守道德规范,在表达情感、增进了解、促进人际关系等社会活动中起到了难以估量的作用。概括起来礼仪有以下五个方面的作用。

### (一) 沟通功能

礼仪是社会交往中人们采用的礼节和仪式,是一种信息性很强的行为。在人际交往中,如果每个人都能正确运用礼仪,如热情的问候、亲切的微笑、友善的目光、得体的举止、优雅的外表等,可使交往双方尽快建立起信任和好感,利于成功地交流与沟通,促使个体社会交往的进一步扩大,有利于工作和生活,助力事业发展。

### (二) 协调功能

礼仪是社会活动中人际关系的润滑剂。礼仪的意义在于尊重,尊重能使自己、他人产生心理上的满足和愉悦,进而产生信任和好感。通过得体的礼仪表现,人们可以相互联络感情、协调关系、消除不快和化解矛盾,这对营造平等、团结、友爱、互助的社会氛围和新型人际关系有着不可忽视的作用。

### (三) 教育功能

礼仪是人类社会进步的产物,体现着社会的要求与时代精神,蕴含着丰富的文化内涵,是一种高尚、美好的行为方式。礼仪潜移默化地净化人们的心灵,通过评价、劝阻,纠正人们不正确的行为习惯,又用榜样和示范的方式去影响带动周围的人,人们在耳濡目染、口口相传中受到教育、陶冶情操、改正缺点、端正品行,整体综合素质得到提高。

在人际交往中,人们按礼仪规范要求去协调人际关系,维护正常的社会生活,促进了社会精神文明的进步。大力弘扬传承中华优秀传统礼仪文化,是践行文化自信的一种表现。

### (四) 维护功能

礼仪是整个社会文明程度的标志之一。作为社会行为规范之一,礼仪对人们的行为有很强的约束力。从某种意义上说,礼仪在维护社会秩序方面起着法律所不能起到的作用。社会的稳定和发展、家庭的幸福美满、同事间的信任与合作、邻里间的和谐互助,都有赖于人们共同来遵守礼仪。每个社会成员若都能做到知礼、守礼、讲礼,社会将变得更加和谐稳定。

### (五) 塑造功能

礼仪重视内在美与外在美的和谐有机统一。强调人们要将内在的心灵美和外在的仪表美形成有机整体展示。通过礼仪的塑造,人们的修养越来越好,谈吐越来越文明,衣着打扮越来越有个性,举止仪态越来越优雅。大众的审美体现了时代的特色和精神风貌。

## 二、礼仪的影响

### (一) 礼仪与个人形象

礼仪是建立良好公众形象的前提。它是个人美好形象的标志之一,是一个人内在素质与外在形象的具体体现,也是个人心灵净化、身心愉悦、素质修养的保障。随着社会的发展,人们的社会交往空间大大增加,在公众场合进行人际沟通交往的机会日益频繁。每个人都有自己的社交网络,都会以一定的身份参加一些社交活动。礼仪作为衡量个人文明修养的准绳,具体内容包括个人的仪容仪表、服饰打扮、言谈举止及为人处世等。在这些日常的社会交往中,得体的妆容服饰、良好的内在修养、文雅的言谈举止、以礼待人的谦逊,才能给他人留下好印象,才能赢得公众的好感和尊重。当每个人都抱着与人为善的动机,以文明市民的行为准则要求自己时,那么所有的人都会感到身心愉悦、轻松美好。

### (二) 礼仪与人际交往

礼仪是人际关系和谐的基础。人类社会是由不同群体集合而成的,每个群体又由许许多多千差万别的个体汇集而成,个体的差异是绝对的,如性别、年龄、贫富、尊卑等。在社会生活中,礼仪于无形中约束着人们的态度和行为,规范着人们的生活方式,协调着人与人之间的关系,维护着社会的正常秩序,是社会交往的润滑剂和黏合剂。《孟子·离娄章句下》里的一句话:"爱人者,人恒爱之;敬人者,人恒敬之。"意思是爱别人的人,别人也永远爱他;尊敬别人的人,别人也永远尊敬他。人们在交往中,自觉恪守礼仪规范,做到以礼相待,在向对方表示尊重、敬意的过程中,也获得了对方的尊重和理解,双方的沟通更加顺畅,友情更加牢固。

### （三）礼仪与家庭

礼仪是家庭美满幸福的根基。家庭是以婚姻和血缘为纽带的一种社会关系。家庭礼仪是指人们在长期的家庭生活中，用来相互沟通思想、交流信息、联络感情而逐步形成的行为准则和礼节、礼仪等的总称，是约定俗成的行为规范。家庭礼仪包括尊敬长辈、相敬如宾、礼让同辈、长兄如父、长嫂如母等。家庭礼仪以相互关心为原则，家庭的礼仪文化影响着每一位家庭成员。俗话说："家和万事兴。"尊敬长辈是中华民族的优良传统，是做人的本分，夫妻之间以礼相待，才能白头偕老；兄弟姐妹互帮互助、谦让有礼，才能保持安宁。良好的家庭礼仪是夫妻和睦、父慈子孝、家庭幸福的保证。家庭是社会的细胞，家庭和睦有利于社会的安定和国家的发展。

### （四）礼仪与职业

礼仪是事业发展成功的关键因素之一。职业是人们在社会上谋生、立足的一种手段，而职业礼仪是指各行各业的从业人员在工作中应当遵守的行为规范和礼节。个人良好的仪容仪表既体现员工的精神状态和文明程度，也表现了员工对工作的热爱和对他人的尊重，在一定程度上也反映了组织的管理水平、员工素质的高低，事关行业的形象。因此，各行各业纷纷出台礼仪规范，大量礼仪书籍相继出版，人们学习礼仪的热情高涨。特别是竞争激烈的当今社会，不仅是比拼硬实力，更是人才素质和服务质量软实力的竞争，所以说礼仪是职业的要求，是推动事业发展的重要条件。

### （五）礼仪与社会文明

礼仪是社会文明进步的载体。礼仪是一个国家、一个民族社会风气的真实反映，也是衡量每个社会成员道德水准的重要尺度。礼仪的发展推动了社会的发展和进步。中华民族是礼仪之邦，待人接物有礼有节，弘扬祖国优秀文化传统，将礼仪蕴含的尊老爱幼、仪尚适宜、礼貌待人、容仪有整等美德继承发扬下去，推动社会主义精神文明建设，实现人民对美好生活的向往。

# 第四节　护理礼仪

□ 在线案例 3-2　工作中的仪表

## 一、护理礼仪概念与特征

### （一）护理礼仪的概念

护理礼仪是礼仪的特殊形式，属于职业礼仪的范畴，是礼仪在护理工作中的具体应用。护理礼仪是护士个人修养和职业素质的外在表现，也是护士在进行医疗护理工作过程中应当严格遵守的行为规范和准则。护理礼仪包括护士生活社交礼仪、行为举止礼仪、仪容仪表礼仪、工作礼仪、护生实习及求职礼仪等,具体表现为行为举止端庄大方、态度亲切和蔼、服务热情周到、技术娴熟精准、工作严谨细致等。面对受到疾病折磨的患者,护士良好的职业礼仪能促进患者康复,提高护理工作质量,创造融洽的医患关系,提升患者对医院的满意度、忠诚度和信任度,为医院树立良好的社会形象,最终成为医院独特的核心竞争力。

### (二) 护理礼仪的特征

护理礼仪作为护理工作过程中的行为规范和准则,它除了具有日常礼仪基本特征外,还具有护理专业特有的文化内涵。主要的特征包括礼仪的规范性、强制性、综合性、可行性、传承性、社会性和普遍性等。下面主要介绍礼仪的规范性、强制性、综合性和可行性。

1. 规范性　礼仪的规范性是指人们在社交场合与他人相处时必须遵守的行为规范。礼仪既约束着人们的言行举止,也是一种"通用语言"。而护理礼仪是护士必须遵守的行为准则,要求护士按照一定的礼仪规范做好护理服务与护理技术工作,言谈举止也应符合职业标准和礼仪规范。

2. 强制性　护理服务是由专业性很强的护理操作技术组成,要同时满足患者的生理和心理需要。每一项护理操作都需在相关法律和规章制度基础上,严格遵循完整的专业操作规范才能完成。因此,护士必须约束自己的言行,避免不正确和非专业的行为和语言,才能为患者提供良好的护理服务。

3. 综合性　护理礼仪是一种专业文化模式,是护理与礼仪两门学科的相互融合,渗透着社会学、伦理学、心理学、传播学和美学等学科的相关理论,是护理服务科学性与艺术性的统一,人文与科技的结合,伦理与美学的兼顾。因此,护理礼仪规范具有综合性。

4. 可行性　护理礼仪详细而具体地规定了护士在护理实践中需遵从的规范,包括护士的仪容、仪态、言谈举止及操作要求。规则简明、实用可行、通俗易懂,得到护理对象的认同和接受。

## 二、护理礼仪的作用

随着社会的发展进步和医学模式的转变,护理模式由"以疾病为中心"转向"以人的健康为中心"。人们对健康的要求和医疗服务的质量也越来越高,护理礼仪逐渐成为医院文化内涵建设的重要组成部分。"白衣天使"是人们对护士这个职业的神圣比喻,说明大众对护理职业有着很高的期待。因此,一个优秀的护理工作者不仅需要有扎实的理论知识,精湛的业务技能,而且要有高尚的思想品德、良好的职业形象和礼仪修养。

### (一) 塑造良好职业形象

护士是与患者接触最密切、接触时间最长的群体。要赢得患者对护理人员的支持和信赖,职业形象至关重要,而护理礼仪是塑造职业形象的基础。良好的仪表、服饰和言谈举止,既代表着护士的个人形象和修养,也代表着其所在医院,乃至整个行业的形象。护理礼仪在帮助医院提高知名度和竞争力的同时,也切实维护了医疗行业的声誉。

### (二) 保障护理质量

要让患者获得良好的护理质量和效果,既需要生理上的护理,也需要心理上的护理。前者取决于护理技术,而后者取决于护理礼仪。良好得体的护理礼仪一方面有助于消除患者的紧张情绪,促进其心理上的平稳,进而产生积极乐观的心态,配合治疗并改善治疗效果;另一方面,护理礼仪能增进患者对护士的信赖,进而配合护理工作有序进行,是护理质量的根本保障。因此,护理礼仪的运用如一剂良药,可能起到生理药物所达不到的奇效。

### (三) 调节护患关系

礼仪主要表现在礼貌和尊重,这是人与人之间融洽沟通的前提。护理礼仪是护士尊重患者的形式,反过来也是获得尊重的重要途径。良好的护理礼仪对护患关系的调节起着重要作用。相互尊重有助于打破护患之间心灵的隔阂,为医院营造一种轻松、融洽的氛围。护士运用护理礼仪与患者进行真诚、友善的沟通,能有效调节护患关系,减少医患、护患矛盾发生的隐患。

## 三、护理礼仪的培养方法

礼仪修养是每个人的人生必修课,需要通过后天不断地学习和积累。护理礼仪的培养也如此,需要在工作中结合自身的实际情况,采用适当的方法培养,才能使礼仪行之有效。

### (一) 加强道德品质修养

道德品质也称为品德或品行,是社会道德在个人身上的具体体现。道德修养和礼仪修养相辅相成。从广义上,礼仪行为就是一种道德行为,处处体现道德精神。若要提高礼仪修养,一定离不开道德品质的修养,而要形成高尚的道德品质,也离不开日常礼仪的培养、训练。良好的医德医风是维护职业形象的关键,护理人员作为医疗工作者,道德品质的修养尤为重要,这是护理礼仪提升的基础。

### (二) 提高综合文化水平

礼仪学是一门综合性学科,与公共关系学、传播学、美学、民俗学、社会学等多个学科都有着密切联系。我们不仅是单纯地学习礼仪,更要广泛涉猎多个领域,所谓“腹有诗书气自华”。通过多学科学习,提高自身的综合文化水平,尤其是提升文学艺术修养和审美能力,这样才能帮助我们领悟礼仪之“美”,更加系统、全面地掌握礼仪学中的深刻内涵,提升我们在日常护理工作中言谈举止的美感。

### (三) 注重礼仪知识积累

世界各地的礼仪习惯千差万别,在我国的不同地区、不同民族也有着不同的礼仪。

在护理工作中可能会遇到来自各地的护理对象,这就需要护理人员平时更加注重礼仪修养,可从多元文化的角度去积累礼仪知识,坚持不懈、日积跬步,这样才能帮助我们顺利地融入工作环境,适应护理行业日新月异的发展,获得职业成就感。

### (四)参加护理礼仪实践

理论必须来源于实践和付诸实践,才能真正切实地把握其内涵。护理礼仪是一门应用性很强的学科。作为护理人员,一定要身体力行,从实际和训练中获得相关知识,将学到的理论多加练习,恰当、合理地运用到生活和工作中。在学习过程中,态度要积极,坚持理论联系实际,在反复实践中学习和改进,这是学习护理礼仪最好的方法。护理人员在平时的工作、社会交往及家庭生活中,应当时刻以礼仪的规范来要求和约束自己的行为举止,从大处着眼,从细节着手,培养自己良好的护理礼仪修养,成为人们心目中美丽的"白衣天使"。

(刘善丽)

### 数字课程学习

○教学 PPT ○导入案例解析 ○复习与自测 ○更多内容……

# 第四章　护士职业礼仪

**章前引言**

　　南丁格尔说:"护士是没有翅膀的天使,是真、善、美的化身"。护士承担着"预防疾病、促进健康、恢复健康、减轻痛苦"的光荣任务。人们赞誉护士为"白衣天使"。可见,人们赋予护士美丽、纯洁、善良的形象期望,寄托了人们在身患疾病时对生命的热爱,对美好生活的向往与追求。在"生物—心理—社会医学"模式下,要求护士不仅要有扎实专业知识、精湛的护理技术和良好的职业素养,而且应做到仪容美好、仪态端庄、举止规范、着装得当。这样既可以在护理实践中提升护士的职业形象,还能使护理对象产生愉悦的心情,促进患者疾病的恢复。

**学习目标**

1. 理解护士仪态礼仪的相关内容。
2. 说出护士仪容礼仪的相关内容。
3. 正确运用护理礼仪规范,在护理工作中做到行之有礼、举之有规。
4. 正确、规范实施简易化妆法。
5. 具备正确的审美意识,树立良好的护理职业礼仪观念。

　　在线课程4　护士化妆

## 思维导图

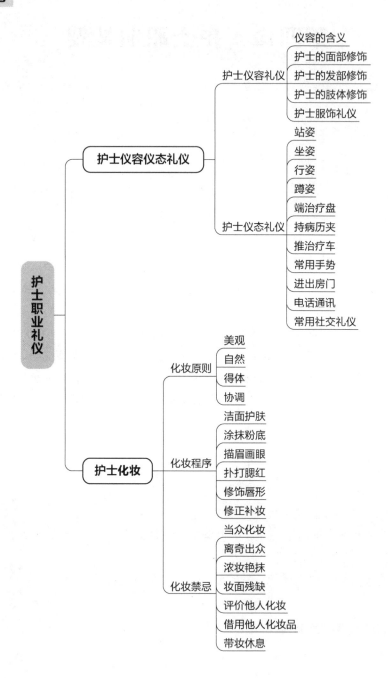

护士职业礼仪

- 护士仪容仪态礼仪
  - 护士仪容礼仪
    - 仪容的含义
    - 护士的面部修饰
    - 护士的发部修饰
    - 护士的肢体修饰
    - 护士服饰礼仪
  - 护士仪态礼仪
    - 站姿
    - 坐姿
    - 行姿
    - 蹲姿
    - 端治疗盘
    - 持病历夹
    - 推治疗车
    - 常用手势
    - 进出房门
    - 电话通讯
    - 常用社交礼仪
- 护士化妆
  - 化妆原则
    - 美观
    - 自然
    - 得体
    - 协调
  - 化妆程序
    - 洁面护肤
    - 涂抹粉底
    - 描眉画眼
    - 扑打腮红
    - 修饰唇形
    - 修正补妆
  - 化妆禁忌
    - 当众化妆
    - 离奇出众
    - 浓妆艳抹
    - 妆面残缺
    - 评价他人化妆
    - 借用他人化妆品
    - 带妆休息

## 案例导入

### 护士小张的变化

护士小张,22岁,平时喜欢走在时尚的前沿。为改变自己的形象,周末小张和朋友去染了金黄色的头发。周一上班,小张早早起来化了淡妆,穿上连衣裙,喷了香水,精神焕发地准备上班去。早上交班时,同事调侃小张,说道:"今天真是色彩艳丽、香气逼人。"护士长则皱了皱眉头,还有同事不停打喷嚏。

**问题**

1. 护士小张的仪容修饰是否恰当?

2. 护士恰当的仪容礼仪规范包括哪些内容?

**提示**

护士金黄色的头发容易给人留下夸张的印象,影响患者对护士专业性的判断。护士不适合喷香水,因香水可能对呼吸道有一定的刺激,对呼吸道疾病患者易产生负面影响。

# 第一节 护士仪容仪态礼仪

## 一、护士仪容礼仪

### (一) 仪容的含义

仪容(appearance)是指人的外观和外貌。具体而言,仪容由发式、面容及人体未被服饰遮掩的肌肤构成。它是人体审美的核心部分,是一个人的精神和内在气质的外在表现。在社交礼仪中,仪容美具有举足轻重的作用。

仪容美有三层含义:首先是自然美,指仪容的先天条件好,天生丽质。自然美是仪容美的重要组成部分,是不需要修饰而表现出的清新洒脱的美,也就是人们常形容的"清水出芙蓉、天然去雕饰"的美。其次是仪容修饰美,指根据个人条件,通过必要的修饰和维护来规范仪容,从而扬长避短,塑造美好的个人形象。护士在工作中淡妆上岗,既能让患者感到心情舒畅,也是尊重对方、自尊自爱的表现,会得到对方的尊重和礼遇。最后是仪容的内在美,指通过后天的努力学习,不断提高个人的思想道德水准和文化素养,使自己秀外慧中、表里如一。自然美和修饰美属于外在美,真正的仪容美是外在美和内在美的和谐统一。因此,护士在工作中应加强学习,不断提高个人的文化素养和道德水准,培养高雅的气质、优雅的风度和美好的心灵。

护士仪容修饰的基本原则是美观、整洁、卫生、得体,内容包括面部修饰、发部修饰、肢体修饰等。

**（二）护士的面部修饰**

面部修饰（facial alterations）在仪容修饰中十分重要。护士面部修饰的基本要求是整洁简约、形象端庄、注重保养。

1. 修饰眼部　在人际交往中，眼部是被他人注视最多的部位，要注意保持清洁，及时清除眼睛内的分泌物；患有眼部传染病时，应尽量回避社交场合，以免有失礼仪。注意修饰眉毛，以适合自己的面容。如需佩戴眼镜，应选择美观、舒适、方便、安全的眼镜，随时对其进行擦拭和清洗；墨镜适合在室外活动时佩戴，以防止紫外线对眼睛的损伤。护士在工作时，按惯例是得不佩戴墨镜的，以免给人以"拒人千里之外"的感觉。

2. 修饰耳部　耳朵虽然在面部两侧，但仍然在视线范围内。平时应注意保持耳部的卫生，在洗澡、洗脸时不要忘记清洗耳朵。必要时，还要清除耳垢。护士切忌在工作时挖耳朵，以免造成不雅。有些人耳毛长得比较快，甚至长出耳朵外，应注意及时修剪，避免影响美观或失敬于人。

3. 修饰鼻部　鼻子位于面部正中，对整个面容起着重要的美饰作用。平时应注意保持鼻部清洁，定期清理鼻部黑头；注意保持鼻腔清洁，不要让异物堵塞鼻孔，不要随处吸鼻子、擤鼻涕、挖鼻孔。在特殊情况下，清理鼻涕可用纸巾辅助，避免发出过大的声响，不要在他人面前挖鼻孔；及时修剪鼻毛，不要使其长出鼻孔，也不要当众剪拔。

4. 口腔卫生　保持口腔清洁和无异味是社交礼仪与美的基本条件。口部修饰不容忽视，平时需做到认真刷牙、定期洁牙。在上班和应酬前忌食气味刺鼻的食物，如烟、酒、葱、韭菜、蒜等，以免口中残留异味影响他人。口腔有异味时，与人交往要保持社交距离，注意闭口呼吸，可用口腔清新剂减少异味，必要时查明原因、及时治疗。男士若无宗教信仰和民族习惯，最好不要蓄须，及时修剃。女士唇部干燥时可使用润唇膏，社交场合使用浅颜色口红可显得神采奕奕。

5. 发部修饰　完美形象，从头开始。护士发部修饰的基本要求是发型得体、清洁养护、美化自然。

1）发型得体　发型即头发的整体造型，可展示人的内心活动、人物个性、精神世界，也可体现一个人的道德修养、审美情趣、气质魅力等，是个人形象的核心组成部分。发型的选择要综合考虑脸型、身材、发质、服饰、职业等因素。

（1）脸型：椭圆脸又称为鹅蛋脸，被认为是东方女性最理想的脸型。这种脸型选择自由度较大，长、短发都适合。圆脸因双颊饱满，可将头顶部头发梳高，不宜留刘海，可用头发遮盖住双颊，使脸颊宽度减少，此种脸型中分法比较合适。长脸可选择柔软、蓬松的发型，顶发不可高隆，保留刘海，两侧增加发量，采用侧分法比较合适，减少直长形象。

（2）身材：瘦高者宜选择直发、卷曲的波浪式发型，避免头发紧贴头皮、盘高发髻或将头发剪得太短。身材矮胖者适合运动式短发型，头发应避免过于蓬松，不适合长波浪、长直发等发型。

（3）发质：直而黑的头发宜梳直发，显得朴素、清纯；柔软的头发比较服帖，俏丽的短发比较适合，能充分体现个性美；粗硬的头发以中短发型为好；稀少的头发适合留长发，梳成发髻或做成柔软、娇媚的发型。

（4）服饰：穿西装时头发不宜过于蓬松；着礼服时可将头发挽成低发髻；与运动装搭配时可将头发束起，给人以活泼、潇洒的感觉；搭配皮制服装时可选择披肩发、盘发或梳辫子；穿连衣裙时可选择披肩发或束发；着棉麻服装时可将头发梳成一根发辫或双辫，并适当增加一些头饰；着丝绸服装时可将头发盘起，用同色系丝巾将头发裹住，显得富有神秘色彩。

（5）职业：发型能反映一个人的文化修养、社会地位和精神状况。青年学生的发型以简洁、流畅为佳。护士工作发型的总体要求是整洁、简练、明快、方便、自然。

2）长短适中　女士既可以留长发，也可以留短发。在一定程度上，头发长度与个人身高成正比。以女士留长发为例，个子不高的女士若长发及腰，会让自己显得更矮。头发的长短也与年龄相关。一头飘逸的长发在少女头上显得相得益彰，而中老年人长发披肩，则适得其反。女护士若留长发，在工作中要求盘成发髻，用发网罩住，束于脑后；留短发时要求前不过眉、后不过肩、两侧齐耳垂。男护士在工作中的发型要求是头发前不附额、侧不遮耳、后不及领，不剃光头，不留大鬓角。

3）清洁养护

（1）清洁：头发清洁对护发十分重要，根据发质确定洗发周期和洗发护发用品。洗发时水温宜控制在 38～40 ℃，先将头发梳通理顺再将头发打湿，然后取适量的洗发剂放于手心，加少量水轻搓至起泡沫，再抹到头发上，用手指指腹按摩头皮，一般从发根处顺头发生长的方向揉搓，动作轻柔，切忌用力过大。洗发根时，不能用尖锐的指甲用力抓挠，以免损伤头皮表面角质；洗发杆时，不能横向用力来回揉搓，以免磨损发杆表面的光泽；洗发尾时，不能用螺旋手法揉搓，这种方法容易导致发尾分叉。

（2）梳理：经常梳理头发可理顺头皮，还可以刺激头部神经末梢，通过大脑皮质调节头部神经功能，促进血液循环和皮脂分泌，增进头发生长。正确的梳头方法：头顶和后面的头发从前发际开始由前向后梳理，两边的头发向左右两边梳。梳头时要从发根慢慢梳理到发梢，防止用力拉扯，使头发拉断脱落。梳子要保持清洁，防止传染疾病。梳发时注意相关礼仪，避免在公共场合梳发，不宜将掉落的头发随地乱扔。

（3）养护：头发所需的营养多来源于蛋白质高、维生素丰富的食物。因此，平时宜多食有益于增加头发营养的食品，如奶类、蛋类、瘦肉、绿色蔬菜、新鲜水果等，少食或不食不利于头发生长的食品，如糕点、碳酸饮料、冰激凌和浓茶等。避免阳光暴晒头发，夏季外出宜戴凉帽或打遮阳伞，游泳后要立即清洗头发，延长烫发和染发的周期。按摩头皮是保养头发的一个重要方法，能刺激毛细血管和毛囊，有助于调节头皮油脂的分泌。正确的按摩方法：手呈弓形，手指分开，手掌离开头皮，指腹放在头上均匀用力下按，做环状揉动，每个部位揉动数次后换另一部位。按摩顺序：沿着发际线由前额向头顶，再由头顶到脑后，然后再由两鬓向头顶按摩。

🔲 拓展阅读 4-1　洗发剂的选择标准

### （三）护士的肢体修饰

1. **修饰手臂**　护士一双清洁、灵巧的手,能给予患者信任感和安全感,为其带来巨大的心理安慰和战胜疾病的信心。在日常生活中,手是接触人和其他物品最多的地方,为了保持手部的清洁、卫生和健康,应随时洗净双手,特别是指甲沟和指甲缝,冬季洗手后应涂护手霜保持手部皮肤滋润。护士在工作中避免用手接触自己的头面部,如揉眼睛、抠鼻孔、剔牙齿、挠头发等。指甲要经常修剪,其长度不得超过指尖;指甲不要过于修饰,不可涂色彩艳丽的指甲油。正式的商务、学术、外交活动,按照礼仪规范,肩部以下手臂是不应暴露的。护士着短袖时,若汗毛浓密,应采取适当措施去除。腋毛属于个人隐私,非正式场合若打算穿暴露腋窝的服装,可脱去腋毛,这样既美观,又是对他人和对自己的尊重。

2. **修饰腿部**　在正式场合,男士着装不可暴露腿部,即不允许穿短裤;女士可穿长裤或裙子,裙长应在膝部以下。女士在正式场合穿裙子时,需穿连裤袜或长筒袜,袜筒边缘不可暴露在裙子之外。需注意保持脚部卫生,鞋子、袜子要勤洗勤换,不穿破损或有异味的袜子。不可在他人面前脱下鞋子、整理袜子或修剪趾甲。在正式场合不允许光脚穿鞋,穿过于暴露的鞋子,如拖鞋、凉鞋、镂空鞋、露跟鞋等。腿部汗毛较多者,尽量穿长裤,必要时可采取措施去除。

### （四）护士的服饰礼仪

1. **着装要求**　护士服是护士工作时的专用服装,款式有连衣裙式和上、下装式。颜色以白色居多,儿科或妇产科的护士穿着粉色或小碎花的工作服,手术室的护士应穿着墨绿色的工作衣裤,重症监护室宜穿蓝色的工作衣裤。保持护士服平整、清洁、合身,穿着要求尺寸合适、衣长过膝、袖长至腕,如有腰带应熨平系好,衣扣袖扣须扣整齐,禁用胶布、别针代替衣扣;内衣领边、袖边、裙边不宜露在工作服外面。护士裤的长度以站立时裤脚前面能碰到鞋面,后面能垂直遮住1厘米鞋帮为宜。夏季穿裙装时应穿浅色或同色内衣,且不外露。不得穿工作服进食堂就餐或出入其他公共场所。

2. **鞋袜要求**　护士鞋颜色以白色或乳白色为主,要求样式简洁,以平跟或坡跟、软底防滑、穿着舒适为宜。护士鞋应保持清洁,不穿高跟鞋和走路发出声响的鞋。袜子以肉色或浅色为宜,避免穿挑丝、有洞或自己用线补过的袜子。

3. **护士帽佩戴要求**　护士的帽子有燕帽和圆帽两种。燕帽边缘的彩条多为蓝色,是责任和尊严的标志,具有职称和职务的含义。燕帽适用于普通病房和门诊护士。戴燕帽时,要求短发前不遮眉、后不搭肩、侧不掩耳;长发整齐盘于脑后,发饰素雅端庄。燕帽应平整无折,戴正戴稳,高低适中,距离发际4~5厘米,用发夹固定于帽后,以低头或仰头时不脱落为宜。圆帽要把头发全部罩住,可防止头皮屑脱落造成的污染,适合手术室、传染科及特殊科室的护士。戴圆帽时,缝线在后,边缘平整,严禁头发外露。

4. **饰物佩戴要求**　护士上岗要在左胸前佩戴胸卡,胸卡要保持整洁、干净。护士表佩戴在左胸前,既卫生又便于工作。护士上班期间不宜佩戴戒指、手镯、手链、耳饰和脚链,佩戴的项链不宜外露,以免影响护士的整体美和增加交叉感染的机会。

在线案例 4-1 信任
在线案例 4-2 着装法则

## 二、护士仪态礼仪

### (一) 站姿

站姿又称为立姿或站相,是人在站立时所呈现的姿态,是一种静态美,是所有姿态的基础,要求头正颈直、挺胸收腹、立腰提臀。护士站立时不能倚靠在患者床边或墙壁,更不能扶肩搭背、身体摇晃、手插于腰或放于衣袋内。对男女的站姿要求不同。对女子的站姿要求是优美,对男子的要求是稳健。

1. 女子站姿 "V"字站姿:脚尖分开呈 15°～30°角,脚跟并拢,呈"V"字形,双膝并拢。"T"字站姿:一脚在前,将脚跟靠于另一脚内侧,两脚尖向外略展开,呈"T"字,身体重心落于两脚掌中间。护士双手相握,右手四指在上轻握左手,双手拇指自然弯曲向内,被握手的指尖不能外露,放于腹前;也可将双臂自然下垂,双手贴于大腿两侧。

2. 男子站姿 双脚分开,与肩同宽或略窄于肩膀距离,右手握住左手手腕上方,自然贴于腹前,也可将双手相握于身后,或将双臂自然下垂,双手贴于大腿两侧。

### (二) 坐姿

坐姿即人就座或坐定后所呈现的姿势。护士在就座时应轻、缓、稳,先侧身从座椅左侧走进,背对座椅站立,将右脚后移半步接触座椅边缘,女子若着裙装,可将双手放于身后,顺势从腰间将平工作服,轻坐于椅子上,臀部位于椅子的 1/2 或 2/3 处。女护士坐定后上身自然挺拔,双脚并齐,双膝靠拢,肩臂放松,双手自然交叉或相握置于腹前,也可视情况采用双腿斜放式、前伸后曲式或双脚内收式。男护士坐定后上身自然挺拔,双腿可略分开,双脚跟距离约一拳,双手放在两腿接近膝盖的部位。

### (三) 行姿

行姿也称走姿或步态,即人在行走过程中形成的姿势,是一种动态美。轻盈敏捷的行姿能体现一个人的精神风貌和风度气质。正确而优美的行姿,既能给人以干练愉悦的感受,还能节省体力、提高工作效率。

护士良好的行姿要求是从容、轻松、直线、优美、匀速。在站姿的基础上起步,中心前移,以大腿带动小腿,膝关节放松,两脚尖朝前迈步,取自然步幅,呈直线行走。两臂以身体为中心,前后自然摆动,幅度以 30°角为宜。但当患者呼唤或抢救时,护士需快步急行,步伐有力,频率加快,使工作紧张有序,忙而不乱,给人以镇静敏捷、充满自信之感。

### (四) 蹲姿

蹲姿是人在比较特殊的情况下采用的暂时性体态,是相对静止的姿势,下蹲时一只脚在前,一只脚在后。在前的一只脚完全着地,小腿与地面垂直;在后的一只脚则脚掌着地,脚跟提起,膝部降低,膝内侧靠于另一小腿内侧。女性两腿应靠紧,男性则可适度分开,头略低,上身挺直前倾,臀部向下。护士着裙装时,应双手从腰间向下捋平工作服再下蹲,避免工作服接触地面。

### (五)端治疗盘

在站姿或行姿的基础上,上臂靠近躯干,肘关节弯曲呈 90°角,拇指置于两侧盘缘中部,四指或手掌托住盘底,四指自然分开,与手臂同时用力,躯干与盘缘相距 2~3 厘米。

### (六)持病历夹

行走持病历夹时,肩部自然放松,上臂贴近躯干,病历夹正面向内,一手握住病历夹的前 1/3,另一手自然下垂;或一手握住病历夹中部,放于侧腰,肘关节稍弯曲。书写或阅读时,一手持病历夹顶部,将其夹放于前臂上,手臂稍外展,上臂靠近躯干;另一手可翻阅或书写。

### (七)推治疗车

护士位于车后,面对车子物品,双肩保持平稳,两手扶住车的两侧,躯干略向前倾,重心集中于前臂,抬头、挺胸收腹,腰背挺直避免弯曲,步伐均匀行进。禁止单手拉车行走及用车撞门。

### (八)常用手势

1. **握手** 双方一般距离约一步,上身稍向前倾,伸出右手,四指并拢,拇指张开,双方伸出的手一握即可,既不要相互攥着不放,也不要用力使劲。若与女士握手,不要满手掌相触,而是轻握女士手指部位即可。

2. **挥手** 其含义主要是向人打招呼或告别。挥手道别时,身体站直,目视对方,手臂前伸,向左右两侧轻轻挥动。如以双手道别,则应将双手同时由外侧向内侧来回挥动。

3. **召唤** 当召唤距离较远时,右手轻轻抬至身体右前方,与头部平齐或略高于头部,可根据与他人距离的远近调整右手手势的高低,手指并拢,手心向下,不可用手指召唤。

4. **伴随引路** 常用来引导、指示方向。引领者通常站在被引领者前方约一臂远的距离,行进的速度要与同行者协调,目光间断与其交流,手臂向外展开,五指并拢,掌心向上,指向目标方向。

5. **近距离提示** 常用于请人签字或就座。上臂贴近身体,前臂与手指在同一直线上,掌心向上。

### (九)进出房门

1. **通报** 在进入房门时,一定要采取先叩门或按门铃的方式,向房内的人预先通报。

2. 开门　要以手开关房门,不得用肘部顶、用膝盖拱、用臀部撞、用脚尖踢或用脚蹬等方式。双手端物时则用背把门轻轻推开(进房后如为单人房,房门应保持打开状态)。

3. 退出　服务完毕要有结束语,然后回头环视一下身后,退后一步,转身直出房间,轻轻关上门。

4. 要后入后出　与他人一起进出房门时,为了表示礼貌,护理人员一般应请服务对象先进门、先出门,自己则后进门、后出门,并要为他拉门。

### (十) 电话通信

1. 打电话的礼仪

(1) 合理选择打电话的时间,尽量在对方有空闲的时间通话,一般不宜选早上 7:00以前、三餐时或晚上 22:30 以后。

(2) 打电话前稍做准备,打好腹稿,长话短说,电话交谈的持续时间以 3~5 分钟为宜。

(3) 正确拨号,万一拨错,则应道歉后才搁下话筒。

(4) 打通电话后,先报家门,适当问候,注意使用礼貌用语(请、麻烦)。

(5) 如果是打邀请电话,语气要委婉,不让对方有拒绝的余地。

2. 接电话的礼仪

(1) 尽快接听,不要拖延,接听者先问候对方并自报单位。如:您好! 小儿科。

(2) 认真倾听对方的讲话,不要随意打断。

(3) 如果接听者不是受话人,有责任代为传呼,但不可未放下电话就大喊。受话人不在时,征得同意后记录来电者姓名、何事、如何回复等。

一般来说,结束谈话是由打电话一方提出来的。如对方是长辈、上级、外宾或女性,应听到对方放下话筒后才挂电话。谈话时嘴里不吃东西,不与旁人说话。如确有急事要与旁人说一两句话,则应与对方道歉后用手捂住话筒。

### (十一) 常用社交礼仪

1. 握手礼仪　握手是社会交往中常用的礼节,得体的握手往往蕴含着令人愉悦、信任、接受的契机。握手时应身体向前倾,和对方保持一米左右的距离,向对方伸出右手,以虎口与对方的虎口相交,五指并拢,手臂与地面呈 45°角,眼神注视对方,时间不超过 3 秒钟。在一般情况下,对老人、长辈或贵宾应等对方先伸手,自己才可伸手去接握。在握手时,除应注意个人仪容整洁大方以外,还应注意双手卫生,以不干净或湿的双手和人握手是不礼貌的。

2. 介绍礼仪　总的原则是年轻的或后辈先被介绍给年长者或前辈,男性先介绍给女性,一般来客先于身份较高者。被介绍后通常的礼仪是握手。

3. 称呼礼仪　服务礼仪规定,在任何情况下服务人员都必须对服务对象采用恰当的称呼。护士要做好这一点,应从以下几个方面着手。

1）区别对象　正式场合多用尊称，如先生、小姐、太太、夫人、女士等。对一般男子可统称先生，对已婚女子统称夫人或女士，对已婚年纪较大的称太太，对未婚女子往往称小姐，对不了解婚姻状况的女子可泛称小姐或女士。也可在这些称呼前冠以姓名、职称、头衔等。在非正式场合，可直接以姓名相称或直呼其名，也可称爱称或小名，还可按辈分称呼或姓氏加辈分，姓氏前加"老"字或"小"字。

2）照顾习惯　在实际生活中称呼他人时，必须考虑交往对象的语言习惯、文化层次、地方风俗等，分别给予不同对待。例如，先生、小姐、夫人等称呼，在国际交往中最适用。称呼熟人或老年人时，往往采用非正式的称呼，如大姐、李姐、周大爷、田奶奶等。

3）严防犯忌　不使用任何称呼，直接以喂、嘿、六号、八床、下一个等称呼患者；或使用不雅的称呼，尤其是含有人身侮辱或歧视的称呼，如眼镜、矮子、大头、胖子、瘦猴等，护士应绝对禁忌使用。

# 第二节　护士化妆

化妆修饰是生活中的一门审美艺术。女性适度的化妆，既可以保护皮肤，衬托容貌的秀美，还能体现品位的高雅，增添生活的色彩。护士由于职业的特殊性，长期夜班，生活不规律，紧张劳累，且随着年龄增长会使面容渐渐变得黯淡、憔悴或生斑。因此，可通过化妆来弥补先天容貌不足或身体因素造成的面部灰暗，以增强容貌的表现力，体现自然柔和、得体大方的职业风貌。

## 一、化妆原则

1. 美观　化妆意在使人更加美丽。因此，在化妆时应注意修饰得当，避短藏拙，不要自行其是、任意发挥、寻求新奇，一定要遵循相应的美学原则。

2. 自然　化妆既要求美化、生动、具有生命力，更要求真实、自然、天衣无缝。化妆的最高境界是"妆呈有却无"。护士应该化淡妆，追求自然美。

3. 得体　适度且得体的化妆是一门艺术，能凸显一个人的审美观和修饰技巧。化妆应根据不同的时间、地点、场合、身份决定妆容的形式。

4. 协调　高水平的化妆强调其整体效果。在化妆时，必须考虑不同的脸型、肤色、年龄，使用不同的修饰技巧，努力使妆容与身份、服饰、场合相协调，以体现自己的品位与气质美。

## 二、化妆程序

### （一）洁面护肤

（1）选择合适的洗面奶、清洁霜洁面，既能去除面部油污，又能保护皮肤避免干燥。
（2）用爽肤水轻按面部和颈部。

（3）涂抹润肤液，使面部清爽而滋润。润肤液还能增强化妆品的效能，使妆容均匀、细柔、持久。

（4）涂抹防晒霜，以阻挡阳光中的紫外线，防止皮肤过早衰老。

### （二）涂抹粉底

（1）选用比自己肤色略深的粉底液或粉饼，将少量粉底液涂于脸上，用海绵将粉底由内向外、由上到下仔细地抹匀，包括颈部。

（2）用干粉扑粘取适当蜜粉揉匀，用化妆刷刷去多余的粉末，千万不可遗忘眼角、鼻翼、嘴角这些油脂茂盛的区域。

### （三）描眉画眼

1. 修眉　东方人的眉形以长为美，眉头和内眼角在同一垂线上，眉梢在鼻翼至外眼角连线的延长线上，眉峰在眉头至眉梢的外 1/3 处，可用修眉刀或眉钳去除多余的眉毛后用眉笔描眉。女士如选择文眉，颜色不宜过深，以免显得不自然。

2. 画眼线　眼线需紧贴睫毛根部。画上眼线时，从内眼角朝向外眼角方向画；画下眼线时，则从外眼角朝向内眼角方向画，并在距离内眼角 1/3 处收笔，眼线在外眼角处不可交合。

3. 涂眼影　意在强调面部的立体感。护士的职业妆宜选择咖啡色眼影，颜色从上至下、由浅至深，显示眼部的层次感。

4. 刷睫毛膏　用睫毛刷先刷上睫毛，再刷下睫毛。护士上岗不宜将睫毛刷得过于厚重。

### （四）扑打腮红

1. 选色　选择与肤色相近的色调，如白皙肤色配以温暖的古铜色或淡粉色的胭脂，圆形脸可用棕色，以达到消瘦的效果；而瘦长脸型则可用桃红、粉红色胭脂使面部红润丰满。

2. 画法　擦腮红的部位以颧骨为中心，长脸要横着擦，圆脸要竖着刷，以使腮红向脸的原有面色自然过渡。

### （五）修饰唇形

1. 勾画唇形　用唇线笔勾画出理想的唇形轮廓。

2. 涂口红　口红颜色应与服装的颜色搭配协调，与胭脂、眼影属于同一色系，体现妆容的和谐之美。护士职业妆的口红以浅红色、透明色为佳。涂完口红后，用纸巾吸去多余的口红，并细心检查牙齿上有无口红的痕迹。

### （六）修正补妆

化好妆后，要观察一下左右面部妆容是否对称，过渡是否自然，整体与局部是否协调，对不理想的地方及时修补，从而使化妆效果更加完美。

### 三、化妆禁忌

1. **当众化妆** 化妆应在专用的化妆间进行。在任何情况下都不要在公共场合当众化妆,特别是有异性在场,以免引起误会。

2. **离奇出众** 化妆应根据个人的年龄、职业、长相等情况进行,切不可有意脱离自己的角色定位,追求怪异、神秘和出格的妆容。

3. **浓妆艳抹** 有人将自己的妆化得过浓、过重、香气四溢,这种过度化妆对整体形象起适得其反的作用。

4. **妆面残缺** 若妆面出现残缺,应及时避人补妆;若置之不理,会让人觉得低俗、懒惰。

5. **评价他人化妆** 化妆是个人的事情,所以对他人化妆不要评论或非议。

6. **借用他人化妆品** 借用他人化妆品既不卫生,也不礼貌,故应避免。

7. **带妆休息** 临睡前应彻底卸妆,不然化妆品会阻塞毛孔,影响毛孔的通畅度,从而容易使皮肤受损。

(张　敏)

**数字课程学习**

○教学 PPT　○导入案例解析　○复习与自测　○更多内容……

# 第五章　护士社交礼仪

**章前引言**

　　生活在社会中的人们要与各种各样的人打交道,这种交往就是人际交往。社交礼仪(social etiquette)是人们在日常生活、工作中应该遵守的行为规范和准则,是人际关系的桥梁,也是人与人之间交往成功的重要因素。护士的服务对象是患者,在工作过程中无可避免地要与形形色色的人打交道,学习社交礼仪,能培养良好的修养和素质。

**· 学习目标 ·**

1. 描述自我介绍、他人介绍的方法。
2. 理解邀请和通信礼仪的注意事项。
3. 知道乘车礼仪和餐饮文化。
4. 熟练运用社交礼仪与患者及其家属建立良好的关系。
5. 具有人文修养的精神,把社交礼仪融入日常生活。

　在线课程5　护士社交礼仪

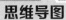

**思维导图**

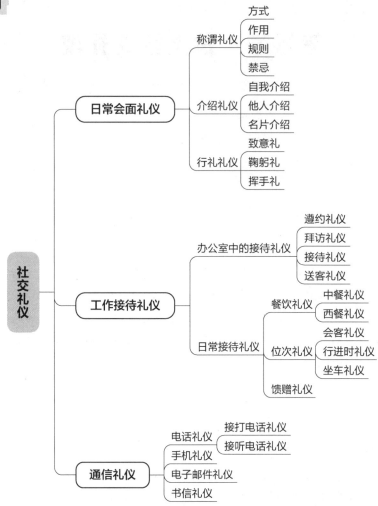

**案例导入**

### 尴　尬

　　在一次宴席上,有一位客人用筷子指着餐桌对面的一位女士对旁边的主人说:"那个女人长得不太好看。"主人生气地说:"那是我的夫人。"客人慌忙掩饰说:"不是,不是,我说的是她旁边那位。"主人愤怒地说:"那是我的女儿。"客人特别尴尬,连声说对不起。

**问题**

1. 在这个故事中,为什么主人会发怒?

2. 如何避免此类情况的发生?

**提示**

从餐桌礼仪和介绍礼仪进行思考。

# 第一节　日常会面礼仪

## 一、称谓礼仪

称谓（appellation）也称作称呼，是人与人之间见面时使用的称谓语言，是人际交往的起点。恰当的称谓是留下良好印象的第一步。在交往过程中，一个合适的称谓既是对对方的尊敬，也能够瞬间拉近双方的距离。

### （一）称谓的方式

1. **一般性的称呼**　泛指尊称，是在日常社交、工作中广泛使用的称呼方式。比如称未婚的女性为小姐，已婚的女性为夫人、太太，若婚姻状态不明的可以统称为女士；男士均称为先生。

2. **亲属称呼**　在非正式的场合中，亲属称谓可以给人以亲切、热情的感觉。比如张奶奶、李姨、马哥等，但在正式场合应该尽量避免这类称呼。

3. **行业称呼**　是指所从事行业的普遍称呼，比如高医生、刘法官、朱会计、张护士、陈工程师等。

4. **职务称呼**　是指根据对方的职务进行称呼，比如李处长、于部长、赵护士长等。职务称呼是一种正式、表达尊敬的称呼，有利于在工作中建立良好的人际关系，职场中最好以职务相称。

5. **学衔称呼**　是指根据对方的学术级别进行称呼，如王教授、钱博士、袁院士等。

6. **爱称或昵称**　是指关系比较密切的人之间使用的称呼方式。比如，情侣之间可以称呼为宝贝、亲爱的等。

### （二）称谓的作用

1. **呼唤功能**　通过称谓可以呼唤对方。

2. **关系功能**　称谓能反映呼唤人与被呼唤人之间的关系。

3. **情感功能**　通过称谓可以反映两个人之间的态度和情感，区分人际距离。

### （三）称谓的规则

1. **遵守常规**　运用常用的尊称，有礼貌地称呼对方。

2. **讲究场合**　在不同的场合使用不同的称呼。与众多的人打招呼时，还要注意亲疏远近的主次关系，一般以先长后幼、先女后男、先亲后疏为宜。

3. **入乡随俗**　要根据当地的文化和风俗习惯称呼他人。

### （四）称谓的禁忌

1. **替代性称呼**　即用其他语言符号来代替常规性称呼。比如，在病房里用床号称呼患者，上课时用学号来称呼学生，这些都是非常不礼貌的行为。

2. 特殊性称呼　比如,以前称呼"同志"代表着有共同革命理想和志愿的人,但随着社会的发展,现在的人际交往场合已经不太适合,很多地方"同志"所表达的意思为"同性恋"。因此,使用此类特殊性称呼时需要慎重。

3. 零称呼　指省略称谓,直接对话。这种方式可以在关系密切的人之间应用,但若使用不当会让人觉得没有礼貌。

4. 蔑称　指对人轻蔑的称呼。比如"那家伙""鼠辈"等,禁止使用。

## 二、介绍礼仪

介绍(introduce)是在人际交往中与他人进行沟通、增强了解、建立联系的一种最基本、最常规的方式。

### (一)自我介绍

自我介绍(self-introduction)是指把自己介绍给其他人认识,多用于各种社会交往的场合中。自我介绍的时间一般控制在一分钟以内,内容真实、简明,态度大方、友善。如果有介绍人在场,则不宜自我介绍。在不同的社交场合,自我介绍的方式也不同,可以分为以下几种形式。

1. 应酬式介绍　适用于一般性的社交场合,只介绍姓名即可,不需要长篇大论,采用最简洁的介绍方式。比如"您好,我是刘瑛,很高兴见到您"。

2. 公务式介绍　也称作工作式或商务式介绍,适用于公务来往。此种场合的自我介绍内容应正式且具体,需要具备三要素,即姓名、单位部门、职务或从事的工作。比如,"张院长您好,我叫刘瑛,是本院普外科的一名护士。"

3. 社交式介绍　多用于非公务活动或者私人聚会的场合,适用于想要进一步沟通的时候。主要目的是拉近对方和自己的距离,介绍的内容可以包括姓名、工作单位、籍贯、兴趣、与交流对象的关系等。比如,"您好,我是方伊,在吉安市第一人民医院工作。我和您的同学张威现在是一个科室的同事。"

### (二)他人介绍

他人介绍是指通过第三方为本不认识的双方引荐和介绍。

1. 介绍的顺序　基本要求是尊者有优先知道对方身份的权利,可以在交往过程中掌握主动。

一般情况下介绍的顺序:先将年轻者介绍给年长者,先将职务低者介绍给职务高者,先将男士介绍给女士,先将客人介绍给主人,先将个人介绍给集体,先将晚到者介绍给早到者。在人员众多的场合,一般由左向右或者由右向左依次介绍,表示尊敬,避免厚此薄彼。

2. 介绍的姿势　介绍者保持直立,站在被介绍者的身侧,身体上部略倾向于被介绍者。伸出靠近被介绍者一侧的手臂,手掌向上,拇指微张,四指并拢,上臂向外展与身体呈锐角,眼神跟随手势,面带微笑。

被介绍者在介绍到自己或向自己介绍他人时,应微笑注视,点头示意或行握手礼,并回应"您好,很高兴认识您""久仰大名"等语言问候,表示礼貌。

3. 介绍的形式　根据交往的具体场景和目的不同,可以分为以下几种方式。

1)标准式　主要运用在正式场合。介绍内容为姓名、单位、职务。比如,"请允许我来为两位介绍一下,这位是附属医院护理部的马丽主任,这位是科技大学的张清校长"。

2)简介式　主要运用于一般的社交场合,介绍内容为双方姓名。比如,"我来为大家介绍一下,这位是谢文,这位是徐风。"

3)强调式　适用于各种场合,介绍内容除了姓名外,主要强调被介绍者和介绍者之间的特殊关系,引起对方的重视。比如,"杨老师,您好,这是刘峰,我们班的学生,成绩优秀,下个学期就要转到您班上了,您多操心。"

4)引见式　适用于普通的社交场合,不必介绍实质性的内容。比如,"两位认识一下吧,大家都是同行"。然后由他人介绍转为自我介绍。

5)推荐式　适用于比较正规的场合,介绍者有意将被介绍者推荐给另一方,介绍内容在标准式的基础上强调对方的优点。比如,"这位是张先生,这位是高董事长。张先生是经济学博士,高董事长我想您一定有兴趣和他聊聊。"

6)礼仪式　适用于正式场合,是最为正式的介绍方式,介绍内容与标准式相同,语气更加礼貌、谦恭。比如,"马小姐,您好。请允许我把刘先生介绍给您,他是我们医院消化内科的医生。刘先生,这位就是马小姐。"

📖 拓展阅读5-1　六度空间理论

## (三) 名片介绍

名片(business card)是一个人在社会生活中身份的象征。现代社会交往日益频繁,护士在日常工作中正确使用名片,能够使患者更快地与护士建立联系,也可以起到宣传医院的效果。

1. 名片的样式和作用

1)名片的样式　名片上有个人的信息,包括姓名、任职单位、职务、通信地址、电话号码、电子邮箱等,内容应简洁清晰、实事求是。常见的排版方式有横版式和纵版式。

2)名片的作用　①自我介绍,这是最基本的功能;②方便联络,名片上印有联系方式,可以保持联络;③替代作用,通过寄发名片替代正式拜访,表示祝贺、感谢、辞行、介绍、慰问等。

2. 递送名片

1)递送方式　递送名片时,由本人当面递送;应起身,双手或右手持名片一角,正面向上,字体顺向对方,上身呈鞠躬状,名片位于肩下腰上,不可高于胸部,眼睛正视对方。名片的递送应在介绍之后,并附寒暄语,比如,"请多多关照""请多指教,以后常联系"等。

2）递送名片的顺序　原则为"位尊者优先知情"，由职位低者、年轻人、客人先递名片，再由职位高者、年长者、主人回复。若多人交换名片时，应由尊而卑；无尊卑顺序时，可按顺时针方向。

3. 接受名片　接受名片时，应立即起身迎上，目视对方，用双手或右手接，口头道谢，如"非常高兴认识您，以后也请多指教。"接过名片后，要认真看一下名片，表示尊重，时间以半分钟为宜，如有疑问，可当面请教。看过名片后妥善放置在上衣口袋或名片夹内，不适合放在钱夹或者裤兜里，更不能随意乱丢，不可在名片上随意写字。

4. 索要名片　尽量不要强行索要名片，可以采用询问的方式。比如，"我们可以交换名片吗""今后还想向您请教有关问题，方便留张名片吗"，等等。当自己被索要名片而不想给的时候，应当委婉拒绝。比如，"对不起，我忘记带名片了""抱歉，我名片用完了"等。

## 三、行礼礼仪

### （一）致意礼

致意（compliments）是一种用非语言方式表示问候、尊敬的礼节，即打招呼，是人际交往中常见的一种见面礼。通常用于相识的人或有一面之交的人在公众场合或间距较远时表达心意。

1. 致意的方式

1）点头致意　面带微笑，双眼目视对方，轻轻点头，注意不要摇头晃脑或持续点头，不宜戴帽子。适用于一些公众场合与熟人相遇但不便交谈时。

2）举手致意　右臂向前方伸直，掌心朝向对方，四指并拢，拇指叉开，轻轻左右摆动一两下即可。适用场合与点头致意大致相同，是与距离较远的熟人打招呼的一种形式。

3）欠身致意　是一种恭敬的致意礼节，身体上部微微一躬，同时点头，身子不可过于弯曲。适用于在被他人介绍，或是主人向客人奉茶时，致意的对象一般是长辈或自己尊敬的人。

4）注目致意　用目光注视表示尊重，不宜戴帽，过程中不能讲话或做其他的事情。适用于升旗仪式、剪彩仪式、庆典仪式等活动。

5）脱帽致意　脱下帽子，微微欠身，将帽子置于大约与肩平行的位置，姿势得体、优雅，向对方致意。如果熟人迎面而过，也可不脱帽，轻抬帽檐即可。

2. 致意的顺序　原则是位低者先向位高者致意，年轻者先向年长者致意，下级先向上级致意，学生先向老师致意。在无尊卑之分时，男士应先向女士致意。

3. 致意的注意事项　要注意致意的场合、时机和适合的位置。致意时应诚心诚意，表情真挚。若毫无表情或精神萎靡不振，会给人敷衍了事的感觉。受礼者要回敬，礼尚往来。

### （二）鞠躬礼

鞠躬（bow）起源于中国，商代有种祭天仪式"鞠祭"，祭品为猪、牛、羊等。将祭品整体弯卷成圆的鞠形，摆到祭祀处奉祭，以此表达恭敬和虔诚。在现代生活中，鞠躬表示对地位崇高者、长辈等的尊敬。

1. 鞠躬礼的姿势　行鞠躬礼时，需脱帽，面带微笑，在标准站姿的基础上，男士双手放在身体两侧，女士双手合起放在腹前，面向受礼者，以腰部为轴，上身前倾弯腰，下弯的幅度根据施礼对象和场合决定。

1）15度礼　常用于与对方见面时的问候。在听候指示及言谈时，身体前倾保持基本的鞠躬礼姿势；行礼时视线由对方脸上落至自己脚前1.5米处。

2）30度礼　行此鞠躬礼常用于诚意迎宾，或表示感谢；行礼时视线由对方脸上落至自己脚前1米处。

3）45度礼　行此鞠躬礼常用于诚意迎送宾客，或者表示道歉；行礼时视线落至对方脚部。

4）90度礼　行此鞠躬礼多用于比较特殊的场合，比如忏悔和追悼；行礼时停留3～4秒后起身，以示诚意。

2. 鞠躬礼的应用　可用于庄严肃穆、喜庆欢乐的仪式场合。生活中常用于学生对老师、晚辈对长辈、下级对上级、表演者对观众等。

### （三）握手礼

📖 拓展阅读5-2　握手的起源

握手（handshake）是世界各国最为通行的会面礼，用于致意和道别，表达支持、信任、鼓励、祝贺、安慰、道谢的意思。

1. 握手的姿势　握手时，双方相距1米，双脚立正，上身稍微前倾，伸出右手，四指并拢，拇指张开，虎口相交，与对方相握，用力适度，上下抖动约三下；握手时神态专注、热情，目视对方，面带微笑，同时问候对方。

2. 握手的顺序　采用"尊者决定"原则，即尊者先行。具体为女士先行、长辈先行、上级先行、主人先行、老师先行。公务场合握手先后次序取决于职位、身份；社交场合取决于年纪、性格、婚否。接待来访者，客人抵达时，主人先行；告辞时，客人先行。与多人握手时，先位尊者后位卑者、先年长后年幼、先长辈后晚辈、先老师后学生、先女士后男士、先已婚后未婚、先上级后下级。

3. 握手的注意事项

1）握手的手位　由双方的关系决定，不同的握手手位表达不同的情感，可分为平等式握手和双手相握。平等式握手是指一般的握手姿势。双手相握又称手套式握手，是在平等握手的基础上，左手握住对方手背或者手腕、手臂，显示亲密，适用于关系很好的朋友。握手时手部不要有其他的小动作。

2）握手的力度和时间　握手时应少许用力，以不握痛对方为限度；握手时间为3～

5秒钟。男士与女士握手时,不应太主动,时间不能过长,也不宜双手握,一般只轻握女士的手指部位。

3)握手的禁忌　握手前要脱掉手套和墨镜,保持手清洁,女士的礼服和手套可不脱。握手时,除了身体原因外,不可用左手,不可坐着握手。握手后不可擦拭手掌。不可拒绝与他人握手,若因特殊原因不能握手时应说明情况。

　　在线案例 5-1　握手礼仪

# 第二节　工作接待礼仪

## 一、办公室中的接待礼仪

### (一) 邀约礼仪

1. 邀约(invitation)　指邀请和约会。邀请是指约请亲友、同志或有关单位、个人前来参加本人或本单位某个礼仪活动或进行会面的商定性通知。约会是约请亲友、同志或有关单位、个人与本人或本单位代表见面的商定性通知。邀请和约会都是常见的人际交往形式,邀请比约会更有礼节性质,更应当考虑周到、全面,即使知道对方可能不能前来也可邀请,使对方感受到尊重,有利于关系的进一步发展。

2. 邀约的方式

1)书面邀约　应根据邀约的内容和具体情况确定方式。比较庄重、盛大的活动一般用正式的请柬。请柬多用硬质卡片制作,通常为红色,也可采用其他高雅的颜色,民间忌讳用黄色和黑色。请柬可以邮寄,也可派人递送。对尊长应当由东道主亲自送到被邀人的手中。若请柬内容复杂,需要较多文字说明时,可以用邀请信。

2)口头邀约　适用于普通事宜。可以当面邀约,也可电话或托人带口信。邀约内容简短、清晰、明确,态度认真。

### (二) 拜访礼仪

拜访(visit),拜表示敬意,访表示有目的地探望对方,并与之谈话。拜访有明确的目的,要为完成特定的任务做好必要的准备。

1. 拜访预约　与主人有约在先,预先确定拜访的时间、地址、人数和主题,不可做"不速之客"。因故不得不迟到或取消拜访时,应立即通知对方。

2. 上门守礼　拜访应准时到达预约地点;进入房间时应先用食指敲门三下,力度适中、间隔有序,等待回应;见面后,主动问候,尊重对方习俗;如是初见,应主动递上名片,并做自我介绍;进入房间后等主人安排方可坐下。

3. 告辞有礼　拜访时间根据拜访目的和主人意愿而定,公事拜访一般控制在半小时或一小时内。告辞时,向在场人员致意并表示感谢。出门后主动请主人留步,礼谢远送。

### (三) 接待礼仪

接待(reception)是指个人或单位以主人的身份招待有关人员,以达到某种目的的社会交往方式。热情友善的接待,能给来访者留下良好的印象和美好的回忆。

1. 接待前礼仪　在接待前,提前做好必要的待客安排,打扫干净室内外的卫生,布置待客场所,准备茶点。必要时安排接待日程,包括迎送、会面、谈判、参观、游览、宴请等。

2. 接待礼仪　面对来访者,应亲切打招呼,行握手礼,表示欢迎。若有重物,主人要上前协助帮拿。礼貌示意客人上座。为客人上茶,浓度适中,茶水倒至杯具的六七成满为宜,泡茶的水温根据茶叶而定。上茶的顺序为先宾后主、先老后幼,双手送上。

### (四) 送客礼仪

送客是接待的最后一个环节,如果处理不好将影响整个接待工作的效果。当来访者准备告辞时,应婉言相留;客人告辞时,等客人起身后主人再起身相送;可将客人送至车站、机场或者大厅,等客人的身影完全消失后再返程。

▢ 在线案例5-2　总理为什么生气

## 二、日常接待礼仪

### (一) 餐饮礼仪

俗话说"民以食为天",用餐是人们必不可少的日常生活行为。优美、文雅的用餐举止,既可以展示良好的内在修养,更是美好外在形象的重要体现。

1. 中餐礼仪(Chinese food etiquette)

1) 就座和离席　①宴席开始,待主人和主宾入座后,其他宾客才可以从自己的左侧入座。如果席上有长者和女士,最好等长者和女士先入座,必要时应主动帮忙拉出座椅。②入座后,坐姿端正、大方,可将手放在膝上和椅子的扶手上,前胸距离餐桌约20厘米,坐定后不可东张西望,不要急于翻菜单和摆弄餐具。③用餐结束,主人和主宾离席后,其他宾客方可离席。

2) 热湿巾的使用　热湿巾是用于擦拭嘴角和双手的,不可用于擦拭脸、脖子、耳朵等部位,擦完后不要再放于膝上和两腿间。

3) 筷子的使用　①不要握得太高或太低,筷子上端露出手背3厘米比较合适。②每次取菜不可太多。③进餐时"忌八筷",即敲筷:敲打杯具;迷筷:手拿筷子桌上寻游;掏筷:拿着筷子在菜碟里翻找;点筷:用筷子指点别人;插筷:用筷子插进菜盘或米饭里;含筷:将筷子含在口里;剔筷:用筷子剔牙;嗍筷:用嘴嗍筷子。④中途离席,可将筷子放在餐碟边,表示还要继续用餐。

4) 用餐礼仪　用餐时,举止文雅得体,细嚼慢咽,不应发出声响。进餐速度最好与主人或主宾保持一致,不要太快或太慢。嘴里有食物时,不要和他人说话;他人咀嚼食物时,避免和他人说话或敬酒。不要在众人面前不加掩饰地剔牙;实在需要时,用手或纸巾遮掩。打喷嚏、咳嗽时,应转身用手捂住嘴鼻,并向邻座表示歉意。

　　📖 在线案例 5-3　用餐礼仪

　　2. 西餐礼仪（Western food etiquette）

　　1）西餐的点菜顺序　西餐一般分为正餐、便餐和自助餐。正餐的常规菜序:开胃菜、汤、海鲜、主菜、甜品、水果、饮料等;便餐的常规菜序:开胃菜、汤、主菜、甜品等;自助餐的用餐顺序:冷菜、热菜、点心、甜品、水果。

　　2）刀叉的使用　用餐时,右手拿餐刀,左手持餐叉,切割成小块进食。西餐中,根据刀叉的摆放位置不同有不同的含义。将餐叉放在盘子左边、餐刀放在盘子右边,是餐前的餐具摆放。将餐叉头和餐刀刃相对,刀刃向内、叉齿向上,八字形平架在盘子上两侧,代表中途休息,还要继续用餐。将刀叉呈十字形摆在盘中,表示等待第二份食物上桌。将刀叉并排横着放在盘中,意为给予西餐好评。将刀叉并排竖放在盘中,叉齿向上、刀刃向内,表示停止用餐。将餐刀插入餐叉内,斜放入盘中,意为给予西餐差评。

　　3）汤匙的使用　汤匙从外向内取用;不能含在嘴里;不用的时候平放在餐盘里,不能放在汤碗和杯子里;喝完汤之后不能舔勺。

　　4）餐巾的使用　餐巾是为了防止弄脏衣物,兼作擦嘴及手上的油渍之用。主人示意用餐开始时,将餐巾全部打开或打开至对折,平摊在自己的腿上,也可以压于菜碟或渣碟下面;中途离席时餐巾应放在座椅上,用餐完毕后放回桌面。

　　5）用餐礼仪　用餐时,将食物切割成块,过程中尽量避免餐刀摩擦盘子发出声响。吃面包时,先将面包掰成小块,再用手拿起来吃,如需涂抹果酱等,先将面包掰开,再用专用的小刀抹在面包上。用餐过程中,不可举着刀叉和别人说话。

　　**（二）位次礼仪**

　　位置和次序是人与人之间交往的礼仪细节,在接待中能够正确地按照标准安排位次,可以体现主办方的用心和修养,也能给对方留下良好的印象,为将来继续合作发展奠定基础。国际惯例的位次礼仪:以右为上,中间为上,面门为上。我国习惯是以左为上。

　　1. 会客的座次礼仪　会客时,座次礼仪主要分为以下几种情况。

　　1）相对式　①双方就座后,另一方背对正门。此时讲究"面门为上",即面对正门之座为上座,请客人入座（图 5-1）。②双方面对面就座于房间两侧,中间放置会客桌。此时讲究"以右为上",即进门右侧为上座,请客人入座（图 5-2）。

　　2）并列式　宾主双方并列就座,表示双方地位相仿、关系亲密。①双方一同面门而坐。此时讲究"以右为上",即主人请客人坐在自己的右侧（图 5-3）。②双方一同在室内的左侧或右侧。此时讲究"以远为上",即距离正门较远之座为上座,请客人入座（图 5-4）。

　　3）居中式　是并列式的一种特例。当多人并列式排位时,讲究"居中为上",即应以中央的位置为上座,请客人入座（图 5-5）

4）主席式　在正式场合由主人一方同时会见两方或两方以上的客人。此时,应由主人面对正门而坐,其他客人背门而坐(图5-6);主人也可坐在长桌或椭圆桌的尽头,其他客人就座于两侧,如同主人正在主持会议。

5）自由式　会客时,各方不分主次,不讲位次,自由落座。此方法在多方会面时常被采用。

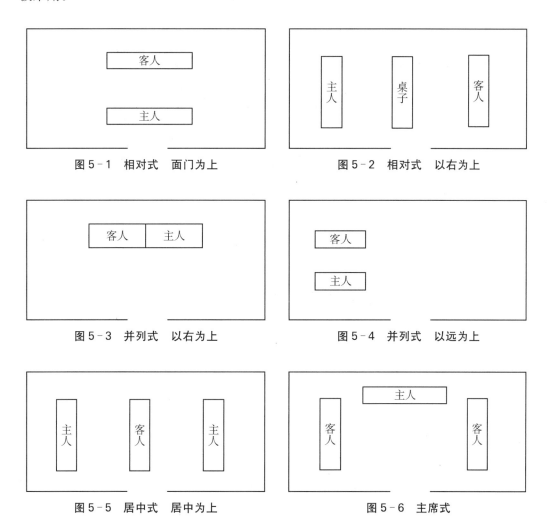

图5-1　相对式　面门为上

图5-2　相对式　以右为上

图5-3　并列式　以右为上

图5-4　并列式　以远为上

图5-5　居中式　居中为上

图5-6　主席式

2. 行进中的位次礼仪　指的是人们在步行时的位次排列顺序,在日常接待领导和来宾时,行进时的位次显得尤为重要。

1）行进中的基本礼仪　两人同行,右者为尊,内侧高于外侧;三人或三人以上并行时,中央高于两侧,以居中者为尊;多人单行行走时,以前为尊。如果没有特殊情况,应让客人在前面行进;若客人需要引导,则应在客人的斜前方,侧身引路。

2）上下楼梯　为不造成楼梯堵塞,应靠右侧单行行进。前方尊于后方,应让客人走在前面;若客人是身着短裙的女士,接待人员走在女士的前面,避免"走光";与尊者、异性一起下楼时,若楼梯较陡,则主动走在客人前面,确保安全。

3)出入电梯　与不相识者同乘时,按照先来后到的顺序进入电梯。与熟人同乘,尤其是尊长、女士、客人时,若是有人值守应后进后出;无人值守时,陪同者应先进后出,控制开关按钮,以保证安全。

3. 坐车的位次礼仪　轿车的座次常规是右高左低、后高前低。以五人座轿车为例,具体排序座次:后排右座、后排左座、后排中座、前排副驾驶(图5-7)。另有几种特殊情况:一是主人或朋友亲自驾车时,排序:前排副驾驶、后排右座、后排左座、后排中座(图5-8),副驾驶为上位,一般是主人的伴侣或朋友,如果没有其他人一同乘车,询问后可坐在副驾驶。若直接坐在后排,有把主人或朋友当成司机的意思,非常不礼貌。二是公务活动时,副驾驶为随员座,由秘书、译员就座。三是接送领导、明星等公众人物时,考虑到隐秘性和安全性,应坐在司机后方的位置上,通常叫作VIP位置。

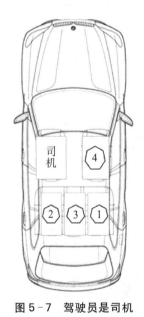

图5-7　驾驶员是司机

注　①~④依次为座次排序。

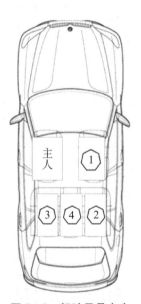

图5-8　驾驶员是主人

注　①~④依次为座次排序。

**(三) 馈赠礼仪**

互相馈赠礼物是人们表情达意的一种沟通方式,是人们表达对对方尊敬、感谢、祝贺、慰问、哀悼等情感的一种交际行为。

1. 礼品的选择

1)适用性　要根据赠送对象的年龄、身份、地位,考虑对方的兴趣、爱好和志向,投其所好。

2)纪念性　送人礼物不要太过于强调价格。俗话说:千里送鹅毛,礼轻情意重。礼物要注重纪念性,表达真情。

3）独特性　选择礼物要精心构思，使礼品突出新意，与众不同，不可随大流。

4）时尚性　不要挑选落伍、过时的礼物，以免让人觉得敷衍、搪塞。

5）禁忌　如果礼物选择不当，不仅没有达到赠送者的初衷，还会给受赠者带来不愉快的体验。送礼时要避免下面几种物品：①违法、违规，有碍社会公德的物品；②过分昂贵的物品；③破旧物品，古玩除外；④有违对方个人习惯的物品；⑤带有明显商标和标价的物品。

2. 赠送的规范

1）选择恰当的时机和场合　送礼贵在及时，超前、滞后都达不到馈赠的目的。除了一些特殊情况，送礼不宜在公开场合进行，以免给其他人留下两人关系亲密是靠物质支撑的错觉。

2）说明赠送缘由　送礼时，要表达赠送的原因，如"生日快乐""祝你们百年好合"等。

3）精心包装　经过精心包装的礼品显得正式、高档、有心意，表示对对方的重视。

3. 受赠的规范

1）大方收礼　接受礼物时，应大方接受。受赠者起身站在赠送者身旁，双手接过礼物，妥善保管。

2）表示感谢　收到礼物后，面带微笑，可以当面拆开礼物，表示喜欢和感谢。

3）注意回礼　礼尚往来是我国的传统美德，接受了他人的礼物后，在合适的时机、用适当的方式回礼，回礼的礼品尽量选择与对方所赠礼物价值相等。

4）拒绝有方　当受赠者由于某种原因拒绝接受礼物时，要注意方式，不可强硬拒绝，令人难堪。一般可以选择以下三种方法：一是委婉地拒绝，用礼貌的语言暗示对方不能接受好意；二是在不伤及对方情面的前提下，直接告诉对方难以接受礼品的原因；三是先收下礼物，事后退还，以免对方尴尬，但退还礼物的时间最好在24小时内，包装不可损坏或打开。

# 第三节　通信礼仪

## 一、电话礼仪

固定电话（fixed telephone）是护士工作中经常用到的联系工具，遵守电话礼仪是尊重对方的表现，也是医院高效率严格管理的需要。

### （一）拨打电话的礼仪

1. 时间适宜　公务电话应在上班时间拨打，尽量不要选择在对方的私人时间，如在用餐、休息、假期时。若有事需要叨扰，应在接通电话后首先道歉，如"对不起""打扰了"，通话时长尽量缩短，工作时间内一般不接私人电话。

2. 内容简练　拨打电话前,事先准备好要讲的内容,应简明扼要,时间宁短勿长,每次通话时间控制在 3 分钟以内。

3. 体现文明礼貌　接通后,首先说"您好",音量适中;后自报家门,根据需要介绍自己的姓名、单位、职务及所谓何事。如需对方转达,应说"劳驾""麻烦您";挂断电话前有道别语,如"谢谢您,再见""好的,拜拜"等;若打错电话,应表示歉意后挂断。

4. 注意语言和形象　通话时保持正确的姿势,不要把话筒夹在脖子上,不要趴在桌子上,不可咀嚼食物;讲话时嗓门适中,展现应有的语言形象;终止通话时,轻放话筒。

### (二) 接听电话的礼仪

1. 及时接听　办公室的电话在铃声响三下内接听;若让对方等待过久,接起电话时应表示歉意。

2. 礼貌应答　接听电话时使用礼貌用语,根据情况介绍自己的姓名、单位;注意语气、语调,不要有不耐烦、慵懒的情绪表现;姿势端正;挂电话时有明确的结束语。

3. 必要时记录　对于重要的信息需要做记录,记录内容如下:谁的留言、给谁的留言、具体的事情和时间,关键信息重复一遍,确保无误,留下寻找信息,若有不清楚的地方方便再次查找。

4. 位高者先挂机　通话结束时,由地位较高的人先挂断电话;地位一致时,由拨打电话的一方先挂机。

## 二、手机礼仪

现代社会,移动电话(mobile phone)也称手机越来越普及,为人们的生活和工作带来了极大的方便,人们几乎每天都会使用,所以使用手机的礼仪规范就显得尤为重要。具体包括以下几点:不要炫耀自己手机的价格和功能。使用手机时不要妨碍他人,如上课、开会、看电影时,应将手机调成静音模式;必须接听时,应离开现场或压低音量;在火车、高铁等公众场合,观看视频时应佩戴耳机,不要大声打电话;注意禁止接打电话的场合,如加油站、飞机上、开车途中;不要用手机偷拍他人;避免设置可怕和污秽的手机铃声;不要偷看他人手机内容;工作时间不要接听私人电话或玩手机。

## 三、电子邮件礼仪

电子邮件(E-mail)是一种用电子手段提供信息交换的通信方式,是互联网应用最广的服务。通过网络的电子邮件系统,用户可以以非常低廉的价格、非常快速的方式,与世界上任何一个角落的网络用户联系。

### (一) 电子邮件内容的撰写

1. 主题明确　人们往往因为主题决定是否点开一篇邮件,所以邮件主题不能空白,必须具体且有意义,能够显示文章的大意。

2. 文字流畅　语言简明扼要,通顺流畅,正确使用标点符号,避免错别字。

3. 内容简练、稳妥　内容清晰明了,注重知识产权,若有引用或改编他人作品时,需要标注出处,表示对原作者及作品的尊重。

4. 格式　应正确、完整。

### (二) 电子邮件的注意事项

(1) 发送邮件前仔细核对邮箱,以免地址错误。

(2) 及时接收邮件,经常打开邮件收信箱,并及时回复邮件。

(3) 禁止滥用邮箱。没有必要时,不要轻易向别人胡乱发送邮件,更不可将邮箱用于不良目的。

(4) 注意邮箱安全,发送邮件前安全扫描文件,避免将"病毒"发送给对方;群发邮件时,采用密送的方法,这样收件人只能看到邮件内容,以免泄露其他收件人的邮箱地址,被别有用心的人利用。

## 四、书信礼仪

### (一) 书信的书写礼仪

1. 信件内容　传统的信件内容包括开头、正文、结束语和祝福语、落款语几个部分组成,每个部分都要按照书信的规范书写。

2. 信封　应依次填写收信人的邮政编码、地址、姓名、寄信人的地址、姓名和邮政编码,每个部分都有固定的位置,正确填写信息是确保信件准确寄到收信人的前提。

### (二) 书信的注意事项

(1) 要用黑色或蓝色的笔书写,不能用铅笔,以防模糊不清,也不能用红笔写,会让收信人误以为是绝交信。

(2) 用专门的信纸或稿纸,信纸折叠整齐,邮资要足,信封密闭严实。

(3) 收到信件后认真阅读,若有必要需及时回复。

(4) 不可偷看他人信件,私人信件未经同意不可公开发表或传阅。

(熊诗媛)

**数字课程学习**

◯教学 PPT　◯导入案例解析　◯复习与自测　◯更多内容……

# 第六章　护士求职礼仪

## 章前引言

随着社会的发展,人才流动越来越频繁。自主择业、双向选择,已经成为大多数毕业生的选择。求职礼仪(job hunting etiquette)属于公共礼仪的一部分,是求职者在求职过程中应遵循的礼貌行为和规范。通过求职者的应聘材料、仪容仪表、言谈举止等,反映其内涵素质、道德情操及个性特征,对于能否求职成功具有十分重要的作用。求职礼仪具有广泛性、时机性、目的性的特点。作为人文修养要求较高的护理行业,护士在求职时除了要具备良好的专业素质外,还应掌握必要的护士求职礼仪,也是护士整体素质的重要体现之一。它对求职护士从容应对挑战、赢得心仪的工作起着至关重要的作用。

## 学习目标

1. 理解护理礼仪在护士求职中的重要性。
2. 在求职过程中遵循护理礼仪的相关行为规范。
3. 自觉运用护理礼仪知识,在求职过程中能较好地展示个人的综合素质,获得工作机会。

▶ 在线课程6　护士求职面试时的礼仪要点

## 思维导图

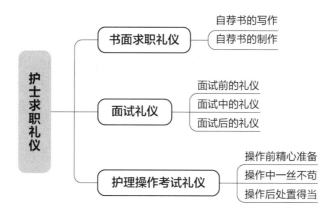

## 案例导入

### 毛遂自荐

两千多年前的战国时期,秦国派重兵攻打赵国,很快就包围了赵国国都邯郸。赵王派平原君前去楚国求援。在他出发之际,他的一个叫毛遂的门客请求随同前往。平原君说:"有才能的人就像锥子放在布袋里,尖儿立刻就会显露,你在我门下三年,未见你有何过人的本领,还是不去吧!"毛遂回答说:"假如早能把我放在布袋里,岂止露出尖来,我会脱颖而出。"弦外之音,你平原君根本没给我放进布袋的机会。平原君见毛遂出言不凡,就同意带他一同前去楚国。到了楚国,平原君与楚王求援未果。于是,毛遂挺身而出,陈述利害,楚王被毛遂的勇气和言论所折服,遂与平原君歃血为盟,答应立即派兵前往支援赵国抗秦。

**问题:**

1. 在本案例中,平原君为什么同意毛遂一同前往楚国?
2. 毛遂是如何抓住机会的?

**提示:**

毛遂在平原君出发之际机智巧妙的应答打动了平原君,获准随行出使,进而获得了展露才华的机会。

# 第一节 书面求职礼仪

自荐书是求职者递交给招聘单位的必备资料,完整的自荐书包括求职信和简历两个部分。

## 一、自荐书的写作

### (一) 求职信的写作

求职信(cover letter)是求职者写给招聘单位的求职信函,它是求职者向用人单位介绍自己实际能力,表达自己就业愿望和理想的一种特殊的书信。通常用人单位都会通过求职材料对求职者有大致了解之后,才确定面试人选。一封好的求职信能起到毛遂自荐的作用,使自己获得更多的面试机会。求职信虽然没有严格的格式,但一般都由开头、主体和结尾三部分组成。

1. 开头部分　说明写信的目的。一般包括称呼、问候语、求职缘由和意愿等。撰写开头部分时要注意应用一些写作技巧。

1)赞扬目标单位　了解目标单位近期取得的成就或发生的重大变化,在求职信中加以赞誉,同时表明自己渴望加盟的愿望。如果能在信中提及一两位能使目标单位敬仰的人,更能引起对方的注意。

2)陈述自身能力　根据目标单位要求简要陈述自己的工作能力,表明自己有足够的能力可以做好这项工作。

2. 主体部分　求职者应尽量用简洁、精练的语言陈述自己的求职想法,突出个人的特点,力求做到精练、明快,短小精悍。

另外,如果目标单位在招聘时要求写明薪金待遇的,求职者应根据自我评估提出适当的薪水要求。薪金的数目应该根据自身能力和市场行情而定。

3. 结尾部分　往往请求对方给予面试机会。写作语气要自然,表现足够的诚意。

### (二) 个人简历的写作

1. 简介个人概况　用简洁的语言说明个人的基本情况,主要包括姓名、性别、年龄、民族、政治面貌、籍贯、最后学历、通信地址、联系方式及学习和工作经历等。撰写时要注意突出书写与自己的目标岗位有一定关联的兴趣、爱好,通信地址、邮箱地址和联系方式写在显眼的地方。照片应为近期证件照,并能体现求职者的端庄大方,切不可随手贴上一张学生照或生活照,以免给人不严肃、漫不经心、办事马虎的印象。

2. 说明求职目标　求职目标是指求职者希望谋求的工作岗位。该项可以用一两句简短、清晰的话来说明。求职目标要尽可能充分体现自己在该项工作方面的优势和专长,可以把选择目标描述到具体科室或部门以增加被录用的机会。

3. 展示任职资格　任职资格和工作能力是个人简历的重要组成部分。该部分陈述的语气要积极、客观、中肯,可以适当列举一些具有说服力的自身事例,但要实事求是,不能杜撰。其中学历、工作经历及证明能力的相关信息资料是这部分的主要内容,应详细陈述。

(1)按时间顺序列出自初中到目前最后学历每一阶段学习的起止日期、学校名称、所学专业、各阶段学习的证明人、是否担任学生干部等内容。

（2）列举出与目标单位所招聘的岗位、专业、能力或要求相关的各种教育、培训及取得的成绩。

（3）列出在学习期间获得的各项奖励和荣誉，必要时可将相关的实习、兼职或社会实践等经历一一列出。

（4）如果有其他特长，一定要注意将该特长与招聘目标联系起来，并说明该特长与目标工作的关系和作用，这样有助增加被录用的机会。

如果是再就业，以往的工作经历则是求职的优势，因此工作经历的陈述是重点。陈述经历一定要真实全面，按时间顺序把每一阶段的工作情况列出，包括工作单位、工作起止时间、工作部门、具体工作岗位、所取得的成绩等。表述时一定要注意使用强势语言，强势语言包括参与了、协助了、在……领导下工作、被赋予了……责任、由……领导等，并列出工作成果。

4. 提供佐证资料　为增加简历的真实性和可信性，可在结尾附上有助于求职成功的相关证件和资料。

（1）有关证件：包括毕业证、护士执业证书、护士规范化培训证书、各种奖励证书、英语水平证书、计算机考级证书、各种技能水平测试证书、资格证、培训证等。这些均是求职者综合素质的体现，对求职者有一定的帮助。

（2）学术成就：特别是将与目标工作有关的代表性材料进行展示，如科研成果、专利证书、发表的论文、撰写的论著等。

（3）主要的社会活动及兼职聘书等。

## 二、自荐书的制作

### （一）格式规范

求职信中的称谓、开头语、正文、结尾应酬语、祝颂词、署名及时间等，都应符合书信的写作规范，注意其结构、层次、顺序。

### （二）用纸用料

选用纸张、笔墨颜色也要体现应有的礼节礼貌。信纸要选白色、质地优良的纸张，避免色彩娇柔或印有卡通图案的信纸，做到庄重、整洁、大方。笔墨应选用黑色、蓝色，不要用圆珠笔，以免被认为不严肃。特别注意不用红色笔书写或打印。

### （三）语句通顺

自荐资料中的语句要准确、通顺，标点符号使用正确，条理清晰、简洁，避免拖沓乏味的叙述。

### （四）精心制作

自荐信、简历两部分应统一装订成册，内容篇幅适中，应有封面。封面可用简洁的图案装饰，最好使用彩色打印机打印。

拓展阅读6-1 丹书不详

# 第二节 面试礼仪

## 一、面试前的准备

### (一) 资料准备

收集招聘单位的资料,俗话"知己知彼,百战不殆"。对于求职者,在求职之前,不仅要对自己有一个全面的认识,还要了解目标单位的一些情况。

1. 用人单位的信息 主要包括单位的性质、规模、效益、发展前景、招聘岗位、招聘人数等。

2. 用人条件的信息 包括对招聘人员的性别、年龄、学历、阅历、专业、技能、外语等方面的具体要求和限制。

3. 用人待遇的信息 包括报酬(工资)、福利、待遇(奖金、补贴、假期、住房、医疗、保险等)。了解招聘单位的途径非常多,可与招聘单位的员工谈话,利用目标单位的官方网站、微信公众号、图书馆或网络查阅相关信息等。

4. 面试考核的信息 了解用人单位面试考核的方式、要求,收集面试时最可能考察的问题等。

### (二) 心理准备

1. 自我了解 面试的时间一般都比较短暂,如何充分利用有限的时间,给招聘者留下积极、肯定而又深刻的印象就显得尤为重要。"知人者智,自知者明",面试前可以把自己的优点和不足一一列举在纸上。面试时尽量突出自己的长处,对自己的短板则要在面试中加以注意,做到扬长避短。

2. 自我激励 自信是求职者面试前必备的心理素质。自卑而胆怯者,在紧张而又短暂的面试过程中,很难做到举止大方。因此,应聘者在面试前应熟记自己的各种资格和能力,可以反复大声朗读,或者在熟人或朋友面前多次陈述,直到能够轻松自如地谈论自己为止;还可以通过随时提醒自己该目标岗位对于自己的重要性,以强化自己求职的迫切心态。不要随便否定自己,即使这次求职不成功,下次还可以继续努力。

3. 自我调整 如有可能,事先到面试的地点看看以熟悉环境,这样可以缓解面试时的紧张情绪。面试前可以采用散步、洗热水澡、听音乐等方法放松自己。

### (三) 仪表准备

若想在短时间内给招聘者留下良好的印象,求职者的仪容仪表起到非常重要的作用。在人际认知理论中提及,交往双方初次接触时,面试者的仪容仪表将对交往双方彼此印象的形成起 90% 的作用。因此,在面试前求职者一定要注意自己的面试服装与仪容的准备。

1. 着装　面试者服装要合体,讲究搭配,展现正统而不呆板、活泼而不轻浮的气质。面试着装要遵循"朴素典雅"的原则。

2. 仪容　面试时,男士应保持头发干净、清爽、整齐,不要有头皮屑。发型宜简单、朴素,鬓角要短。一般不提倡涂脂抹粉和使用香水。女士要保持端庄、干净的形象,发型应端庄、简约、典雅,避免滥用饰物;颜面部的修饰要清新、素雅,色彩和线条的运用都要"宁淡勿浓",恰到好处。香水的选择要与气质相匹配,味宜淡雅,闻起来给人以舒服的感觉。

求职者在面试前要确保体味清新,要注意口腔卫生,面试前不要食用大蒜、韭菜、豆腐乳等带有强烈异味的食物。必要时,可以咀嚼口香糖、茶叶等以减少口腔异味,但在交谈时不可咀嚼口香糖。

在面试时,握手、呈递个人资料等均要使用双手。因此,要注意双手的清洁,指甲要修剪合适,无污垢,最好不要使用颜色鲜艳的指甲油,更不应做花式美甲。

3. 仪态　面试时,仪态要规范自然。站姿挺拔,显示稳重、自信又充满朝气的姿态。落座、离座应谨慎,不发出声响,坐姿端庄、稳重、文雅。行走时步履轻盈稳健、抬足有力,并注意主动为他人让路。适时行礼,如鞠躬礼、注目礼、握手礼。避免不规范的小动作,如拨弄头发、挖耳朵、抠鼻孔等。

### (四) 演练准备

凡事"预则立,不预则废"。面试前可以先行预演,模拟面试的场景,这样可使求职者不断总结经验,找出不足,以增强自信。求职者可以请同学或亲友参加并担任"评委"进行模拟面试。在预演时应注意仪表、着装和语言表达,还可以假设几个针对性较强的问题,检验临场应变及表达能力,以修正不足。必要时也可以向学长或师长请教。

## 二、面试中的礼仪

求职面试是求职成功与否最具决定性的一关。注意遵循面试中的礼仪,能够更好地帮助求职者抓住面试机会,实现理想就业。

### (一) 形象礼仪

面试时,面试者得体的仪表和举止、高雅的谈吐,能体现其良好的文化修养、精神面貌、审美情趣和性格特征,有助在招聘者面前建立良好的第一印象。另外,在面试过程中,求职者的语言、语音、语调、语速要规范,并要把握好言谈的内容。求职者的言谈应遵循礼貌、标准、连贯、简洁的原则。面试时禁忌多余的手势,不要反复摆弄自己的手指,严格避免一切不文雅的小动作,如玩笔、摸头、伸舌头、抖动脚尖、掩口说话等,以免给人轻浮傲慢,有失端庄的感觉。

### (二) 遵时礼仪

遵时守信是一个人良好素质的表现,准时到场面试是最基本的礼仪。迟到会给人以言而无信、随便马虎、缺乏责任心、我行我素、无组织纪律的印象。如因某些特殊原因无法准时到场时,应及早通知面试方并表示歉意。一旦迟到,应主动陈述原因,表述要简洁,致歉要诚恳。为防止迟到,求职者最好提前 10～20 分钟到达面试地点,稍做休息调整。

### (三) 见面礼仪

1. 礼貌进入　被请入室面试时,先要礼貌地敲门,待准许后方可进入。即使房门虚掩或处于开放状态也应轻轻敲门,得到准许后方可轻轻推门而入,然后转身将门轻轻关好。

2. 主动问好　进门后,求职者应主动向面试官微笑并点头致意,礼貌问候,如"您好!""老师好!"之类的话语。求职者,不主动向面试官打招呼或对面试官的问候不予回答都是失礼的行为。

3. 循礼握手　与面试官主动打招呼后,如面试官先伸手行握手礼,求职者此时应积极相迎,给予礼貌回握;如面试官未伸手,求职者不可主动伸手。

4. 受请入座　不要自己主动落座,要等面试官请你就座时再入座,否则会被视为傲慢无礼。入座前,应表示感谢,并坐在指定的座位上。如果没有指定的座位,应挑选与面试官面对面的座位,便于交谈。

5. 姿势正确　要特别注意采取正确的坐姿。谈话时,求职者应采取身体略前倾的姿态,以示认真倾听,这也是尊重对方的交谈技巧之一。当然,如果是异性之间的交谈,不宜过分前倾,以免使人感到不庄重或有轻浮的误解。

### (四) 自我介绍礼仪

1. 准备充分　应事先把自我介绍的讲稿拟好,并熟记。

2. 举止大方　自我介绍时,要充满自信、落落大方、态度诚恳。

3. 神态自然　自我介绍时,应做到语气平和、神态自然,体现自尊、自谦的良好形象。

4. 内容充实　自我介绍的内容要言而有物,重点介绍与应聘岗位有关的内容,切忌大话、空话,以免给面试官造成自我炫耀之感。

### (五) 交谈礼仪

1. 礼貌应答　面试时要礼貌称呼,与面试官交谈时使用敬语,如"您""请",不要随意打断面试官的话或与面试官争辩,回答问题时要全神贯注、适时做出反应、抓住重点、回答简洁明了。

2. 文雅应答　谈话过程中要注意温文尔雅、语气平和、语调适中、语言文明,适当使用专业术语,让面试官感觉到求职者具有良好的专业素质和个人修养。避免过于谦虚或夸夸其谈。有些人爱说"我认为""没问题""你知道吗"等口头禅,会使面试官产生厌烦感。因此,在面试时要避免口头禅和粗俗用词,将自己谦逊、干练、彬彬有礼的形象留给面试官。

3. 机智应答　在回答问题时,表现要从容镇定、有问必答、谦虚诚恳。对于一时答不出的问题,先回答自己所了解的,然后坦率承认其中有些问题还需要认真思考。这种时刻,面试官可能关注的并不是问题本身的答案,而是求职者解决问题的过程,诚恳坦率反而会得到面试官的信任。应答时语言可以机智幽默。切不可不懂装懂或是有意回避、闪烁其词、默不作声、牵强附会。

4. 谨慎应答　在回答问题之前,求职者应思考后再给予回答,切勿信口开河、夸夸其谈、文不对题、话不及义,这些都会给人以缺乏修养的感觉。尤其当面试官要求你就某个问题发表个人见解时,更应慎重。

5. 重点应答　应答时切忌滔滔不绝、言语重复。回答问题时要突出重点,对于用人单位感兴趣的话题可以多讲,不感兴趣的地方少讲或不讲;简单的问题边问边答,复杂的问题边思考边回答,使面试官感觉到求职者既反应灵敏又很有思想。

6. 仔细倾听　面试时,当面试官提问或介绍情况时,求职者应仔细聆听。此时应用目光注视面试官,还可以通过配合点头或者巧妙地插入简单的话语,如"是的""对""好的""您说得对"等,这样可以提高对方的谈话兴趣,从而使自己获得更多的信息,让面试在和谐、融洽的气氛中进行。注意不要在面试官发言时贸然打断其说话,失礼于人。

### (六) 告别礼仪

1. 适时结束　一般情况下,面试没有明确的时间限制。当应聘者把问题简洁、明了地回答完毕后,便可准备结束。特别当面试官说:"你的情况我们已经了解了,今天就到这里吧"或者说"谢谢你对我们工作的支持"等话语时,求职者即可站起身,微笑鞠躬或握手道谢,然后离开。

2. 先谢后辞　面试官示意面试结束时,求职者应起身,真诚地道谢,感谢对方抽时间与你交谈,给你这个面试机会,表达希望听到被录取的好消息;可根据情况行鞠躬礼或握手礼,但不主动伸手握手。如果有其他工作人员在场,离开时应一并致谢。有的人在面试中表现很优秀,但在结束时"不拘小节"或"得意忘形"使自己的形象大打折扣,甚至会导致面试失败。

## 三、面试后的礼仪

面试结束后,求职者要关注目标单位官方网站发布的信息、手机信息,保持手机的通畅,以免遗漏录取信息。

    在线案例 6-1　总统面试

# 第三节　护理操作考试礼仪

护理操作技术是临床护士必须具备的基本工作技能,因此护士应聘通常要经过护理操作考试。护理操作考试成绩的优劣是衡量护士业务水平高低的一个重要指标。在参加操作考试时,应注意提前准备考试证件及规范着装,操作中应熟练掌握操作流程,动作标准规范,态度和蔼可亲,仪容仪表大方整洁。

## 一、操作前精心准备

### (一) 仪表端庄,着装规范

仪容干净,化淡妆,头发梳理整齐。护士服整洁、干净,符合护士的着装规范,且职业防护到位。视操作的项目决定是否戴帽。

### (二) 备齐用物,请示待考

物品准备齐全,摆放合理。准备完成后,向考官报告:"××考生准备完毕,请指示。"当考官发出开始考试的指令后,即可开始进行操作考试。

## 二、操作中一丝不苟

### (一) 态度温和,有效沟通

操作中态度温和,沟通中语言文明、吐字清晰,面带微笑,处处体现护士对患者的关心关爱。

### (二) 流程娴熟,动作轻柔

对考试项目的操作流程娴熟,操作时动作轻柔、正确规范、无多余的动作。

## 三、操作后处置得当

### (一) 整理用物,处置规范

操作完毕,勿忘对操作现场及用物进行整理,将产生的垃圾分类处置。

### (二) 彬彬有礼,礼貌致谢

亲切地向患者道谢,感谢患者的配合。向考官致谢并行鞠躬礼。

护理操作是检验护士动手能力的有效方法。由于护理操作项目多、程序多,考试前进行充分的模拟演练就显得格外重要,也是操作考试取得好成绩的关键。

(张万蓉)

**数字课程学习**

○教学PPT　○导入案例解析　○复习与自测　○更多内容……

# 第三篇　人际沟通

## 第七章　人际沟通概述

**章前引言**

　　人际沟通是人们生存发展最基本的生存需求和生存技能。沟通不仅与个体的身心健康存在密切的关联,而且也是人们认识自我、建立与他人之间的联结,以满足社交需求、实现人生目标的重要手段。在护理领域,可以说没有沟通就没有护理。良好的沟通,对于建立支持性护理工作环境,促进护患双方满意度,发展良好的护患关系,促进医院和谐都具有十分重要的意义。

**● 学习目标 ●**

1. 识记人际沟通的特点和沟通的层次。
2. 知道人际沟通的影响因素。

　　在线课程7　人际沟通概述

## 思维导图

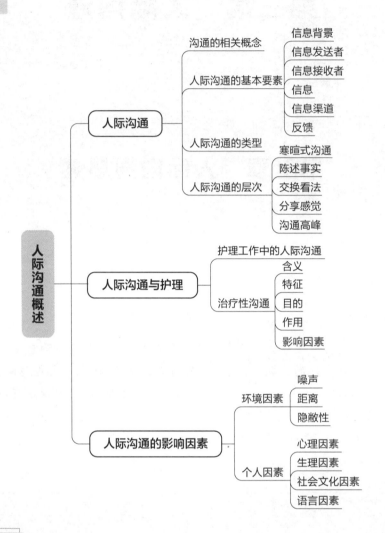

案例导入

### 扁鹊劝治失败的故事

春秋战国时期,有一位著名的医生,他的名字叫扁鹊。

有一次,扁鹊谒见蔡桓公。站了一会儿,他看看蔡桓公的脸色说:"国君,你的皮肤有病,不治怕要加重了。"

蔡桓公笑着说:"我没有病。"

扁鹊告辞以后,蔡桓公对他的臣下说:"医生就喜欢给没病的人治病,以便夸耀自己有本事。"

过了十几天,扁鹊又前往拜见蔡桓公。他仔细看看蔡桓公的脸色说:"国君,你的病已到了皮肉之间,不治会加重的。"

蔡桓公见他尽说些不着边际的话，气得没有理他。扁鹊走后，蔡桓公还闷闷不乐。

再过十几天，蔡桓公出巡。扁鹊远远地望见蔡桓公，转身就走。

蔡桓公特意派人去问扁鹊为什么不肯再来谒见。扁鹊说："皮肤上的病，用药物敷贴可以治好；在皮肉之间的病，用针灸可以治好；在肠胃之间的病，服用汤药可以治好。但如果病入骨髓，那么生命就掌握在司命之神的手里了，医生是无法可想的了。如今国君的病已深入骨髓，所以我不能再去谒见了。"

蔡桓公还是不相信。五天之后，蔡桓公遍身疼痛，连忙派人去找扁鹊，而扁鹊已经逃往秦国躲起来了。不久，蔡桓公便病死了。

**问题**

1. 蔡桓公贵为国君，又有名医扁鹊在侧，却因为小病送掉了性命，原因是什么？

2. 请你分析一下蔡桓公和扁鹊各自存在的沟通问题。

**提示**

每个人的性格和地位千差万别，只有全面了解其性格、喜好，运用恰当的沟通技巧和方法，注意私密性和社会角色差别，并选择合适的沟通环境和渠道，不断地增强沟通双方的信任程度，使沟通层次逐渐升高，达到分享感觉甚至沟通的高峰。

# 第一节　人际沟通

## 一、沟通的相关概念

### （一）沟通的含义

沟通（communicate）的本意是指开沟而使得两水相通。《左传·哀公九年》就有"秋，吴城邗，沟通江淮"的记载。"沟通"一词，从字面上看，"沟"是指凹陷下去的部分，就是"断开的地方"；"通"是指使陷下去、断开的两边能够连接起来。两者结合则意为彼此连通、相通。

在西方，"沟通"一词源于拉丁文 communis，它有两个意思：一个是 to be common；另一个是 to share，它们分别是达成一致，达成共识进而共享的意思。《大英百科全书》对"沟通"一词的解释为"用任何方法，彼此交换信息"。《牛津现代高级英汉双解词典》解释为"传达、传播、传递；被传播之事，如新闻、信息、消息"。几十年来，来自不同学科的研究者给沟通提出了无数的定义，这些定义尽管表述各不相同，但都包含以下几层含义：①沟通是信息的传递与互享；②沟通的内容不仅要被传递到，还要被充分理解；③沟通是有意图地施加影响;④有效的沟通并不是沟通双方达成一致的意见,而是准确地传达和理解信息的含义;⑤沟通是一个双向、互动的反馈和理解的过程。

综上,沟通是信息发送者遵循一系列共同规则,凭借一定媒介将信息发给信息接收者,并通过反馈以达到理解的过程。沟通的结果不但可使双方相互影响,还可使双方建立起一定的关系。

### (二) 人际沟通的定义

人际沟通(interpersonal communication)是指人们运用语言或非语言符号系统进行信息、意见、知识、态度、思想、观念以至情感等交流沟通的过程。在沟通的过程中人们不仅仅是单纯的信息交流,也是思想和情感的相互渗透、共享。因此,人际沟通中双方的关注和投入程度决定了沟通的品质。甚至有学者认为,人际沟通的品质决定了人际沟通的定义,人际沟通只有在一方将另一方视为独一无二的个体,并有积极的互动时才能成立。

人际沟通包括以下几个方面的含义:①人际沟通的基本要求是各种信息及其含义的正确表达和被理解;②人际沟通的目的是影响他人的认知和行为以及建立一定的人际关系;③人际沟通涉及传递和交换各自的意见、观点、思想、情感与愿望,是双方相互影响的过程;④双方在沟通过程中表现为一种互动形式。

### (三) 人际沟通的特征

发生在人和人之间的信息、情感交流及共享过程中,人际沟通具有以下几个特点。

1. 互动性　人际沟通是一个相互影响、相互作用的积极过程。在人际沟通过程中,沟通双方都不断地将自己对信息的理解反馈给对方,并积极关注对方的反馈。因此,人际沟通不同于通信设备之间简单的信息往复,沟通的双方都是积极的主体。为使沟通达到预期目的,信息发出者须准确判断对方的沟通状况,分析其沟通的动机、态度、目的,预期沟通的结果,并根据对方的反馈及时调整自己的沟通内容和方式。

2. 目的性　人际沟通是以改变对方的态度或行为为目的,是一个沟通者对另一沟通者的心理作用的过程。在人际沟通中,沟通双方都有自己的动机、目的和立场,都对自己发出的信息会产生何种反馈有所期许和判定。因此,沟通的双方都是有着明确的目的。

3. 符号共识　人与人之间的信息交流是借助符号系统实现的,因而只有在信息发出者和信息接收者共同使用统一的编码译码系统的情况下,沟通才能实现。沟通的双方在沟通过程中应有统一的或近似的编码规则和译码规则。这不仅指双方应有相同的词汇和语法体系,而且要对语义有相同的理解。通俗地说,就是要使用双方都熟悉的同种语言来进行沟通。

4. 情境制约　任何人际沟通都是在一定的交往情境下进行的,因而人际沟通始终受情境因素的影响和制约。这些情境因素包括社会性、心理性、时间性、空间性等,这些因素可能在某种程度上促进人际沟通的良好效果,有利于沟通的进行,也可能使人际沟通产生障碍,影响沟通目标的达成。

5. 关系性 在任何形式的人际沟通中,人们不只是分享沟通内容,也呈现彼此之间的关系。这种关系性一是表现为双方关系中的情感性,二是呈现了双方谁是关系的控制者。沟通关系的控制层面有对称的,也有互补的。在对称关系中,双方权力较均等,没有谁是居于关系的控制地位;而在互补关系中,一方让另一方决定谁的权力较大,因此一方的沟通信息可能是支配性的,而另一方的信息则是在接受这个支配性,通常互补关系较少发生公然的冲突。

## 二、人际沟通的基本要素

人际沟通是一个由多个要素组成的、动态的和多维的复杂过程。其构成要素主要有信息背景、信息发送者、信息接收者、信息、信息渠道、反馈。

### (一) 信息背景

信息背景(information background)是引发沟通的"原因",包括互动发生的场所、环境及事物,也包括沟通的时间和参与者的个人特征,如情绪、知识水平、经历、文化背景等。信息背景反映在沟通者的头脑中,刺激沟通者产生沟通愿望和需要。因此,在人际互动中,信息背景往往被认为是引发沟通的"理由",是人际互动过程的重要因素。一个信息的产生,常受信息发出者过去的经验、对目前环境的领会和感受,以及对未来关系的预期等影响。这些信息可能是清晰的,也可能是模糊的,或无意识的。因此,要了解一个信息所代表的意思,不能只接受信息表面的意义,还必须考虑信息的背景因素,领会其中的真实含义。

### (二) 信息发出者

信息发出者(message sender)是指发出信息的人,也称为信息的来源。信息的发出者决定将什么样的信息传递给接受者,并对所要发送的内容选择传递的形式,即对所要传递的内容进行编码。所谓编码就是信息发出者将要传递的信息符号化,也就是将信息转换成语言、文字、符号、表情或动作。在人际沟通过程中,信息发出者首先要对自己的想法进行解释(即充分理解);其次,在此基础上找到恰当的表达形式。这一过程受信息发出者的身份和地位、表达能力、沟通目的以及与对方的关系情感等影响。口头语言和书面语言是常用的编码形式;除此之外,还可以借助表情、动作等非语言形式进行编码。

### (三) 信息接收者

信息接收者(message receiver)是指获得信息的人。从信息发出者传递过来的信息,需要经过信息接收者接受之后为其赋予意义,即解码,才能够相互理解并形成有效的沟通。信息接收过程包括接收、解码和理解三个步骤。首先,信息接收者必须处于接收状态。其次,将接收到的信息符号解码,即将符号信息还原为意义信息,变成可以理解的内容。最后,根据个人的思维方式理解信息内容。接收者对信息的理解,受个人文化背景、愿望、情绪、态度等影响。只有当接收者对信息的理解与信息发出者的信息含义相同或近似时，才能形成有效的沟通。在大多数沟通情境中，由于沟通的互动性，信息发出者和接收者的角色是不断互换的。人际沟通的互动性如图 7-1 所示。

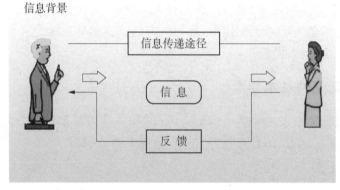

7-1　人际沟通的互动性

### （四）信息

信息（message）是指沟通时所要传递和处理的信息内容，是信息发出者希望传达的思想、情感、意见和观点等。信息发出者希望传达的思想和情感只有在表现为符号时才能得以沟通。所有的沟通信息都是经由两种符号表达：语言符号和非语言符号。语言中的每一个词都是表示一个特定事物或思想的语言符号。非语言符号则是沟通时使用的面部表情、手势、姿势、语调等，这些非语言符号在沟通情境中都有其特定的含义。例如，频频看表可能意味着厌烦或着急，皱眉则往往表示疑惑或不满等。在人际沟通中，同样的信息内容，可能会因不同信息发出者沟通风格相异而传递完全不同的信息含义；而同一个体发送相同的信息，不同接受者也可能有不同的理解。

### （五）信息渠道

信息渠道（communication channel）也称传播途径，是指信息由一个人传递到另一个人所经由的渠道，是信息传递的手段或媒介，如视觉、听觉和触觉等。在信息传递过程中如果沟通渠道选择不当，有可能导致信息传递中断或失真。如选用书面报警传递火警显然是不合适的。因此，有效的沟通离不开恰当的信息传递途径。一般来说，信息发出者在传递信息时使用的传播途径越多，对方越能更多、更快、更好地理解信息的内容。研究表明，人对单纯听过的信息内容能记住 5%；见到的能记住 30%；讨论过的能记住 50%；亲自做的事情则能记住 75%；教给别人做的事情能记住 90%。这个研究结果给护理工作以深刻的启示，要提高健康教育的效果，就要多使用不同的信息渠道。

### （六）反馈

反馈（feedback）是信息发出者和信息接收者相互间的反应，是信息接收者回应信息发出者的过程。反馈可以显示信息发出者的信息意义是否被正确理解，因此这是确定沟通是否有效的重要环节。信息发出后必然会引起信息接收者的某种变化,这种反应包括生理、心理、思想或行为的改变等。同时,这些反应或改变又会成为新的信息返回给信息发出者。只有通过反馈,信息发出者才能判断和确认信息传递的效果,也只有当信息发出者所传递的信息与信息接收者所接到的信息相同时,沟通才是有效的。一般情况下,面对面的沟通反馈较为直接迅速,而通过辅助沟通手段进行的沟通,反馈环节易被削弱。

## 三、人际沟通的类型

人际沟通有不同的划分标准,可分为不同的种类。

### (一)按沟通符号分类

人际沟通时依据使用的不同符号系统,可分为语言沟通与非语言沟通。

1. 语言沟通 是以语言文字为媒介的沟通。语言沟通是一种准确、有效、运用广泛的沟通方式。语言沟通的表达形式,又可分为口头语言沟通和书面语沟通。

1)口头语言沟通 又称交谈,即人们利用有声语言系统,通过口述和听觉来实现的,也就是人与人之间通过对话来交流信息、沟通心理。口头语言沟通的优点是信息传递的范围广、速度快、效果好。尤其是在沟通过程中反馈及时,沟通者之间相互作用充分,因而沟通的影响力也大。但口头语言沟通也存在一定的局限性。例如,沟通的过程及效果受时空条件和沟通双方条件的限制,且信息不易保留。俗话所说"空口无凭"即指此意。因此,在正式场合,人们往往对重要信息的沟通采用书面语沟通的形式,即"立字为证",对重要的沟通信息进行记录和保存。

2)书面语沟通 是借助书面文字进行的沟通。它是有声语言沟通由"可听性"向"可视性"的转换。常见书面语沟通如各种文件、书信、电子邮件、传真、手机短信、微信等。书面语沟通是人际沟通中较为正式的方式,其优点是不受时空的限制、传递信息较准确且便于信息长期储存。在书面语沟通中,信息发出者可以对所要发出的信息反复核对、修改,接受者也可以反复推敲、琢磨之后再给予反馈。因此,书面语沟通的局限性也在于其信息传递不如口头语言及时、简便,信息接收者对信息的反馈比较慢。另外,沟通的过程和效果也往往受到双方语言文字修养水平的影响。

由于书面语言和口头语言在沟通过程中所采用的信息载体不同,因此两者存在较大的差异。一般来说,口头语言沟通用词通俗,结构松散,句子简短;书面语言沟通则通常用词文雅,结构严谨,句子较长。口头语言灵活易变,而书面语言则相对稳固保守。在人们的日常生活和工作中,常采用口头语言和书面语言两种沟通形式相结合。

2. 非语言沟通 是指借助非语言媒介,如仪表、服饰、表情、动作、体触、空间距离等实现沟通的,是沟通过程中超越字词之外的信息。在人们的沟通行为中,非语言沟通与语言沟通常一起进行,相辅相成。在人际交流中,真正做到心灵沟通,除了要掌握语言交流技巧外,还要注意感受对方的身体语言等非语言沟通形式。非语言行为在沟通中的作用主要有加强语言、配合语言、实现反馈和传达情感。其特点是信息负载量大,可以表达语言不能表达的思想和情感,且比语言符号普遍、生动。在使用非语言沟通时,要注意适时、适地、适情、适人,也就是要在恰当的时间、地点和恰当的情境中,针对不同的交往对象采用恰当的非语言沟通形式,方可收到好的沟通效果。

### (二) 按沟通渠道分类

根据选择的渠道不同,人际沟通可分为正式沟通与非正式沟通。

1. 正式沟通 是指通过正式的组织程序,按组织规定的线路和渠道进行的信息传递与交流。如召开会议、情况汇报、文件的下传与呈送、组织之间的公函往来等。正式沟通的优点是沟通渠道比较固定,信息传递准确,受重视程度高,信息的权威性、约束力都较强;缺点则是沟通速度慢,互动性不足。在正式沟通中,不可使用当下网络语言中那种调侃式的表达,比如说把"同学"写成"童鞋",把"悲剧"写成"杯具","谢谢"写成"蟹蟹"等。

2. 非正式沟通 是指正式沟通渠道之外进行的信息交流和传递。非正式沟通是建立在日常人际关系基础上的一种自由沟通,它没有明确的规范和系统,不受正式组织体制的约束,不受时间和场合的限制,没有固定的传播媒介。如组织成员的私下交流、朋友聚会、小道消息的传播等。其优点是沟通形式方便灵活,速度快,内容不受限制,更能体现情感交流;缺点是信息不一定可靠,容易失真。因此,人们要对来自非正式沟通渠道信息的真实性进行甄别,不要轻易相信。

### (三) 按沟通目的分类

根据沟通目的不同,人际沟通可以分为征询型沟通、告知型沟通和说服型沟通。

1. 征询型沟通 是以获得期待的信息为目标的沟通,一般采用提问的方式进行。发生在护患之间的征询型沟通主要有评估性交谈,这是护士收集患者相关信息的过程。

2. 告知型沟通 是以告知对方自己的意见、观点和资讯为目的的沟通,通常采用告知的方式进行。在护理工作中,护士往往采用告知型沟通向患者提供信息,如进行自我介绍、医院环境介绍或者治疗护理方案说明等。

3. 说服型沟通 是以改变对方的态度或行为的沟通,常采用动之以情、晓之以理的方式进行。由于说服型沟通不仅是简单地传递信息,而且是以改变他人的观点、态度、思想情感乃至行为为目的,因此具有较大的难度。临床上常见的说服型沟通有规劝、批评和调解等形式。

### (四) 按沟通意识分类

根据沟通时是否是有意识进行的,人际沟通可以分为有意沟通和无意沟通。

1. 有意沟通 指沟通者对自己沟通的目的、预期的结果都是有意识的,即具有明确目的性的沟通。护理工作中的病史采集、心理护理、健康教育,甚至看似平常的闲聊都是有意沟通。

2. 无意沟通 指在与对方的接触中没有意识到的信息交流。事实上,在一个人际情境中,出现在人们感觉范围内的任何一个人,都会有某种信息交流。例如,老师在场时,学生的操作就会更加规范、谨慎一些;当发现病房里有患者睡觉时,护士的脚步就会轻一些;当有其他学校的学生一起实习时,学生会更在意自己的成绩一些。这些都说明无意沟通经常发生在人们的周围,其广泛程度也远远超过人们的想象。

### (五) 按信息流动方向分类

根据信息流动方向不同,人际沟通可分上行沟通、下行沟通及平行沟通。上行沟通是指下情上达;下行沟通是指上情下达;平行沟通是同一级(非上下级关系)组织中的沟通。在不同的沟通类型中,使用的语言措辞、语气语调都应有所区别。

## 四、人际沟通的层次

在人际互动中,由于交往关系的不同,其沟通的内容和分享的感觉也不尽相同。Powell 提出沟通由低到高有五个层次,随着沟通者相互间信任程度的增加,沟通层次逐渐升高,沟通的信息量也逐渐递增。

### (一) 寒暄式沟通

寒暄式沟通是指一般性社交应酬的开始语,属于人际沟通中的最低层次。双方只表达些社交应酬性的寒暄话语,如"你好""下班了""今天天气真好"等。这类交谈方式一般不涉及双方的私人信息,也无须太多思考,话题比较安全,有利于在短时间内改变彼此陌生的交往局面和帮助建立关系。然而,这种沟通的参与程度也是最差的。如果护患之间长期停留在这一沟通层次上,将不利于引导患者说出有意义的话题。

### (二) 陈述事实

陈述事实是指不加入个人意见,不牵涉人与人之间的关系,仅限于陈述客观事实的沟通。在沟通双方还未建立充分信任感时,交谈多采用陈述事实的方式,以防止产生误解或引起麻烦。在护患交往中,陈述事实的沟通对护患相互了解非常重要,也是护士收集患者健康信息的重要途径。应该注意的是,护患在这一层次的沟通中,沟通的重点应是让患者充分叙述,护士不轻易阻止患者对事实的陈述,因为这些客观信息将有助于增加护士对患者的了解和对病情的诊断。

### (三) 交换看法

交换看法是指沟通双方已经建立起一定的信任,可以彼此谈论看法,交流想法和意见的沟通。在此层次上,沟通双方分享个人的想法和判断,更容易引起共鸣,获得认可。护患之间可以在这一层次就对某一问题的看法或者对疾病的治疗护理意见进行探讨、交流。作为护士,在沟通时应以关心、共情、信任的语言和非语言行为鼓励患者,引导其说出自己的想法和意见。应注意当患者的认知和观点有违医学常识时,护士不要流露嘲笑、嫌弃的表情,以免影响患者的信任和继续提出自己的看法。

### (四) 分享感觉

分享感觉是指双方充分交流情感和感受的沟通,是在沟通双方彼此有了安全感、不再心存戒心时所进行的沟通。在这一层次上,人们愿意说出各自对于事件的感受和所经历的情绪反应与情感体验。双方在安全、信任的支持性人际互动中,乐于分享感觉并尊重彼此间的感受。在护患沟通中,为了给患者创造一个适合的沟通环境,护士应具有共情能力,尽量做到坦诚、关怀和正确地理解患者,尊重患者的个人体验,帮助患者建立信任感和安全感。

### (五) 沟通高峰

沟通高峰是在沟通过程中产生的一种短暂、完全一致、高度和谐的情感共鸣。"心有灵犀一点通""于我心有戚戚然"等说的就是这种沟通。这是沟通双方分享感受、情感共鸣程度最高的一种交流方式,也是沟通交流希望达到的理想境界。

由上面五个沟通层次可以看出,沟通层次的主要区别是个人希望与他人分享自己真实感觉的程度,而这种希望又取决于沟通双方的信任程度。护士在与患者沟通过程中,应让患者自主选择交流方式,不要强迫患者进入更高层次的沟通。同时,护士也要加强对护患沟通进程中沟通层次的评估,以判断是否存在因为自己语言行为的不妥而使患者不愿意进入高层次沟通的情况。

　　📖 在线案例 7-1　马丁·布伯的《我和你》

## 第二节　人际沟通与护理

### 一、护理工作中的人际沟通

作为人与人之间信息、思想和感情传递和反馈的过程,人际沟通在护理工作中具有至关重要的意义和作用。早在 19 世纪,护理学的创始人南丁格尔就在其护理著作《护理札记》(*Notes on Nursing*)中以整整一章专门论述了护理工作的沟通。美国高等护理教育学会(American Association of Colleges of Nursing,AACN)于 1998 年修订了《美国高等护理教育标准》,其中将沟通能力定为护理专业教育中的核心能力之一。对于护理工作来说,"没有沟通,就没有护理(No communication,no nursing)"。

　　📖 拓展阅读 7-1　一则墓志铭

### (一) 人际沟通在护理工作中的重要性

1. 沟通是临床护理工作的重要组成部分　对于护理来说,沟通本身就是工作内容之一。入院时用于资料收集的征询沟通,操作前履行解释说明的告知沟通,帮助患者掌握康复知识和技能的教育沟通,化解患者负面情绪时的心理护理沟通,这些都已成为临床护理实践中非常重要工作内容和患者康复不可或缺的必要环节。现在部分医院已然在提倡或规定护士必须每天与所负责的患者至少沟通 5 分钟,以保证护理任务的有效落实。

2. **沟通是达到护理目标的有效工具** "To cure sometimes，to relieve often，to comfort always."出自特鲁多医生的墓志铭，译成中文是："有时治愈，常常帮助，总是安慰。"这句话客观地说明了医生在治疗疾病中的作用，患者如果有机会把病治好了，还需要时常地对患者给以关怀，并且要用宽心安慰的话语来和他交流沟通。护士不仅需要通过沟通了解患者的情绪感受、心理状况、个体需求等，还需要通过沟通、收集资料、解释告知，进行康复指导、健康教育、心理护理等。护士在临床各项护理工作中，不断地应用护患沟通来达到护理目标。

3. **沟通是促进护患关系和谐的必要桥梁** 一方面，护患之间的有效沟通可维持及增进护患之间良好人际关系的建立和发展。大多数患者对就诊医院尤其是医护人员是否满意，不仅在于他们能判断诊断、治疗处置以及护理措施是否优劣，而且在于医护人员是否用心、是否耐心、是否真心关注和在意患者的患病体验和就医经历，而这一切都是通过医护人员和患者的沟通来表现的。沟通中以积极关注的沟通态度、运用恰当得体的语言、真诚有效的共情都能有助促进和谐护患关系的建立和维护。

4. **沟通是医护团队协同作战的坚实基础** 患者的诊疗和康复是一个需要多科室、多人员、多部门合作完成的系统性工作。护士在工作中，不仅要和医生、科室的其他护士相互配合，协同作战，还要和医疗机构其他工作人员如药剂科、检验科、医院后勤、行政科室等工作人员协调合作，解决问题。在此过程中，良好的沟通可以减少相互之间的矛盾和冲突，形成团队合力，并有效促进患者的康复。

5. **沟通是护理人文关怀的具体实践** 护理工作的对象是患有疾病或有潜在健康问题的人，是在病痛中挣扎的、脆弱的、最需要关怀和帮助的人。因此，护理工作从一开始就注定了是进行关怀、照护和帮助的职业。这种人文关怀的具体实践，需在护士和患者及其家属的高品质、有效沟通中呈现。没有有效的沟通，护理人文关怀就很难落到实处。

### （二）人际沟通在护理工作中的作用

1. **连接作用** 沟通在人与人之间建立人际关系、产生情感联结中起桥梁作用。人世间最美的东西就是人与人之间的感情连接，而沟通则是这种情感连接的主要桥梁，在建立和维持人际关系中具有重要的作用。在护理工作中，护患关系与护患沟通的频率和品质常呈正相关，即双方沟通的机会越多，效果越好，关系也越融洽。

沟通同样是护士与患者及其家属、护士与其他医护人员、护士与社会群体之间情感连接的主要纽带。护患沟通主要包括信息交往、情感交往和行为交往三个方面，而护患双方缺乏信息和情感交流是影响护患关系的主要因素。此外，护士在运用护理程序进行整体护理时，无论是病史的采集、护理诊断的确定、护理计划的制订、护理措施的落实以及护理评价的实施，都需要有良好的沟通技巧，才能取得患者的信任和配合。而良好的沟通技巧也是护士与其他医务工作者有效合作、顺利开展工作的基础。

2. **精神作用** 沟通可以加深积极的情感体验，减弱消极的情感体验。在患者的疾病康复中，精神的力量不容忽视。一方面，患者可以通过沟通，向医护人员倾诉内心感受,以获得支持和帮助,保持心理平衡,促进身心健康;另一方面,患者之间也可以通过相互倾诉和交流患病经历和体验,分享喜怒哀乐及抗病经验。

3. 调节作用 调节就是协调人与人之间的行为,使之在社会生活中保持平衡,避免产生相互干扰和矛盾冲突。借由人际沟通,人们可以交流信息、调节情绪、增加了解、团结合作,从而有利于人们之间行为的协调。

在医疗实践中,经由患者的就医行为而建立的医患关系,如果缺乏必要的沟通,就会产生隔阂,发生误会,甚至引起矛盾与纠纷;相反,恰当而适时的沟通则可以协调和改善医患关系,使其朝着和谐、健康的方向发展。护理人员通过与患者及其家属的有效沟通,可以帮助他们掌握相关的健康知识,增进信任感和安全感,协助他们正确对待疾病和健康问题,建立健康的生活方式和遵医行为。这些对于调解护患关系、增进彼此间理解与合作都具有积极的促进作用。

## 二、治疗性沟通

语言既可以"治病",也可以"致病",由此我们把发生在护患之间,围绕患者的治疗并对治疗起积极作用的沟通,称为治疗性沟通。

### (一) 治疗性沟通的含义

治疗性沟通(therapeutic communication)是指护患之间可起到治疗作用,围绕患者的健康问题,具有服务精神的、和谐的、有目的的沟通行为。它是一般性人际沟通在护理实践中的具体应用,是以患者为中心,围绕患者健康问题进行有目的的沟通,是医护人员为患者提供健康服务的重要途径之一。

### (二) 治疗性沟通的特征

对治疗性沟通含义的理解建立在其与一般性沟通区别的基础上。治疗性沟通的特征:①以患者为中心;②有明确的沟通目的和目标;③沟通的发生不以人的意志为转移;④在沟通中需要护患双方不同程度地自我暴露。两者的具体区别如表 7-1 所示。

表 7-1 治疗性沟通与一般性沟通

| 项目 | 治疗性沟通 | 一般性沟通 |
| --- | --- | --- |
| 目的 | 收集资料,进行评估、诊断,以确定护理问题,制订计划,并进行健康指导 | 加深了解,增进友谊,建立关系 |
| 地位 | 以患者为中心 | 双方同等 |
| 结果 | 解决护理问题,促进护患关系 | 可有可无 |
| 场所 | 医疗机构及与健康有关的场所 | 安全的公共场所,无特殊限制 |
| 内容 | 与健康有关的信息 | 无限制 |

### (三) 治疗性沟通的目的

治疗性沟通是为了更好地解决患者的健康问题。其具体目的主要有:①建立相互信任、开放、融洽的护患关系，并使之有利于治疗与护理的顺利完成；②收集患者资料，评估患者需要，明确健康问题；③共同商讨健康问题和治疗护理方案，使患者积极、主动地配合；④明确治疗护理目标，指导遵医行为，使患者自觉配合医疗和护理；⑤进行健康知识宣教，提高患者的健康意识和自我护理能力；⑥提供心理社会支持，促进患者的身心健康。

**（四）治疗性沟通的作用**

治疗性沟通的形式是通过医护人员的行为或语言，对患者进行有意识、有计划的影响和帮助。一般具有以下作用。

1. 支持和帮助作用　治疗性沟通的内容是事先通过评估而准备的，符合患者急切解决健康题的需要，起到有针对性的支持和帮助作用。另外，富有成效的治疗性沟通，既可以维护患者选择医护方案的权利，又维护了医护方案的行使权。这对护患双方都具有支持和帮助的作用。

2. 媒介和桥梁作用　治疗性沟通在患者的求医行为和医护人员的行医行为之间搭建起互通的桥梁。在这种沟通桥梁的作用下，患者得到了健康需要的满足，护士得到了职业理想的实现，从而使护患双方的社会价值与人生价值得以实现。

**（五）治疗性沟通的影响因素**

治疗性沟通障碍的因素主要来自护士和患者两个方面。

1. 护士因素　由于护士在治疗性沟通中起主导作用，护患双方能否达到有效沟通更多取决于护士的职业情感、专业素质（专业知识和技能）和沟通技巧。如果护士缺乏职业情感，就会对患者态度冷淡、缺乏关怀与尊重，容易造成护患间的沟通障碍。护士丰富扎实的专业知识和娴熟的操作技能既是完成护理工作的基础，也是护患间实现良好沟通的重要前提。除此之外，护士还要学会恰当地运用各种沟通技巧，因为沟通技巧是实现治疗性沟通目的，建立良好护患关系的桥梁。

2. 患者因素　治疗性沟通是否有效，除了护士方面的因素外，还与患者的个人经历、文化程度、心理状态以及疾病程度有密切的关系。另外，患者可能存在的对自己的权利与义务缺乏了解，对护理效果期望值过高等因素，也会影响治疗性沟通的效果。

# 第三节　人际沟通的影响因素

在人际沟通过程中，影响有效沟通的因素有很多，既有来自信息发出者和接受者的个人因素，也有沟通时所处的环境及沟通发生的组织和媒介因素。

## 一、环境因素

人际沟通过程中沟通者的情绪体验和沟通效果会受到沟通环境的影响。环境影响的因素主要包括噪声、距离和隐秘性。

### （一）噪声

噪声是指在沟通环境中存在与沟通行为无关的、对沟通产生干扰的声音。安静度是影响沟通的重要因素。沟通环境中的噪声，如汽车喇叭声、电话铃声、门窗开关撞击声及与沟通无关的谈笑声等都会影响沟通的效果，造成信息在传输过程中失真，或引发沟通者的烦躁心情。所以护士在与患者进行交流前要尽量排除噪声源，安排好交谈环境，避免噪声干扰，为护患沟通创造一个安静的环境，以达到有效的沟通。

### （二）距离

沟通者彼此之间的身体距离不仅会影响沟通者的参与度，还会影响沟通过程中的气氛。心理学家研究发现，在合理的距离内进行沟通，容易形成融洽合作的气氛；而沟通距离较大时，则容易形成防御，甚至敌对或相互攻击的气氛。护士在与患者沟通时，应注意保持适当的距离，既让患者感到亲近，又不对其造成心理压力和形成敌对情绪。

### （三）隐秘性

隐秘性是指沟通环境中的私密性和隐私保护。当沟通内容涉及个人隐私时，若有其他无关人员在场，将会影响沟通的深度和效果。在护患沟通过程中，可能会涉及患者的一些个人隐私，患者通常不希望被其他人员知晓，此时护士就应考虑沟通环境的私密性是否良好。在条件允许的情况下，可选择无人打搅的房间，或请其他人暂时离开，或注意压低说话声音等，以解除患者顾虑，保证沟通的有效进行。

## 二、个人因素

### （一）心理因素

人的个性心理特征和心理过程存在很大的差异。在人际交往中，沟通活动也往往受到人的认知、个性、情绪等多种心理因素的影响，有时还可能引起人际沟通障碍。

1. 情绪因素　喜、怒、哀、乐、悲、恐、惊等各种情绪都可对沟通的有效性产生直接影响。轻松愉快的积极情绪能增强人的沟通兴趣和能力，而生气、焦虑、烦躁等消极情绪可干扰人传递或接收信息的本能。当沟通者处于不良的情绪状态时，常常会对信息的理解"失真"。如当沟通者处于愤怒、激动的状态时，会对沟通信息出现淡漠、迟钝的反应，影响沟通效果。护士应有敏锐的观察力，及时发现隐藏在患者心灵深处的情感；同时也要学会控制自己的情绪，以确保不妨碍有效的沟通。

2. 个性因素　个性是指一个人对现实的态度和以行为方式表现的心理特征。个性是影响沟通的重要因素。一般来说，性格热情、直爽、健谈、开朗大方、善解人意的人易于与他人沟通，性格孤僻、内向、固执、冷漠、狭隘、以自我为中心的人，较难与人沟通。护士作为一个主动的沟通者，应对人的性格类型有一定的认识，并尽可能做到知己知彼、扬长避短，不断纠正不利于沟通的个性心理，逐步成长为沟通高手。

3. 认知能力　认知是指一个人对待发生于周围环境中的事件所持的观点。由于每个人的经历、教育程度和生活环境等存在差异,其认知的深度、广度和类型都不尽相同。一般来说,知识面广、认知水平高、生活经历丰富的人,比较容易与不同认知范围和水平的人进行沟通。因为信息发出者把自己的观点编译成信息符号的过程是在自己所拥有的知识和经验内进行的。同样,信息接收者也只能在自己的知识和经验范围内对信息符号进行解译。如果传递的信息符号是在对方的知识范围之外,就会影响沟通效果,甚至造成无法沟通的局面。护士在与患者沟通时,要充分考虑对方对医学知识的认知水平,避免使用难懂的医学术语。

4. 态度 是指人对其接触客观事物持有的相对稳定的心理倾向,这种心理倾向以不同的行为方式呈现,并对人的行为具有指导作用。态度是影响沟通行为的重要因素,积极、诚恳、热情的态度有利于沟通的开始与进展。

**(二) 生理因素**

影响沟通的生理因素包括:永久性生理缺陷,如弱视、聋哑、盲人、痴呆等;暂时性的生理不适,如疼痛、饥饿、寒冷、疲劳等;年龄因素,如幼儿、老人等。这些因素不同程度影响着沟通效果。护士在沟通时要注意评估生理影响因素,并主动寻找对策。如遇特殊疾病状态的患者(如气管插管、气管切开的患者)不能进行正常沟通,则可通过画板或唇语等特殊的形式来进行沟通。

**(三) 社会文化因素**

文化因素包括知识、信仰、价值观、习俗等,规定并调节着人们的行为。同样,文化因素对人际沟通也产生着深远的影响。

1. 价值观念 是人们对事物重要性的判断,并用以评价现实生活中的各种事物、指导自己行动的根本观点。人们的价值观不同,对事物的态度和反应也不同,对问题的判断可能产生重大差异,从而成为沟通的障碍因素。正所谓"道不同不相为谋"。

2. 文化习俗 不同的文化传统影响着人们沟通的方式方法。一般来说,文化传统相同或相近的人在一起会感到亲切、自然,容易建立相互信任的沟通关系。当沟通双方文化传统有差异时,理解并尊重对方的文化传统将有利于沟通的进展。在护患沟通中,护士应理解并尊重患者的文化背景、民族习俗。

3. 社会角色 不同的社会角色关系有不同的沟通模式,只有符合社会所认可的沟通模式才能得到人们的接纳,沟通才可能有效。例如,老师可以拍拍学生的肩膀说:"好好学习!"但学生绝不能拍老师的肩膀说:"认真讲课!"护士在患者交流时,应大方得体,稳重而不刻板,理性而不冷漠,热情而不随意等,这些符合护士职业角色的沟通行为才能获得大部分患者的认同和接纳。

**(四) 语言因素**

在人际沟通中,语言文字的表达范围和人们使用它的能力都具有一定的局限性。同一事物、同一种意思会有很多不同的表达方式,而同一种表达方式又可以有多重的意义。因此,如何准确、恰当地使用语言传递信息,就需要语言技巧。沟通者的语音、语法、语义、语词结构、措辞及语言的表达方式都会影响沟通的效果。在护患沟通中,护士的语言既可以减轻或消除患者的病痛,也可能引起或增添患者的痛苦,加重患者的疾病。因此,护士应重视自己的语言表达技巧。

此外,组织和媒介因素也会对人际沟通产生影响。一般来说,如果一个组织过于庞大、层次繁多,以及在人际沟通中信息传递的层次越多,那么,其失真的可能性就越大。在沟通过程中,沟通媒介的选择不当或媒介操作错误,也会造成沟通无效或错误。

(洪春凤)

**数字课程学习**

○教学 PPT　　○导入案例解析　　○复习与自测　　○更多内容……

# 第八章　护理工作中的语言沟通

**章前引言**

　　语言是人类社会交际中不可缺少的重要工具。在表达和交流、历史发展、文化承载方面，语言和文字的作用无可替代。准确地说，没有语言和文字，就没有一个民族、一个国家以及整个人类社会的记忆。

　　护理语言是一种特殊的治疗良药，是护士与患者之间相互交流、互相配合的重要环节。护理语言是让患者在心理上产生良好的感觉，从而达到良好的心理效果。护士除要具有高尚的情操、良好的素质和精湛的技术外，护理语言在临床上的应用也应是护士所具备的条件。西方医学之父希波克拉底早在公元前400年说过："医学有两件东西可以治病，一是药物，一是语言。"

**学习目标**

1. 理解护理语言沟通的重要性。
2. 在工作和生活中灵活运用所学的口语沟通技巧。
3. 在工作中灵活运用所学的护理书面语言沟通知识。

在线课程8　护理工作中的语言沟通

## 思维导图

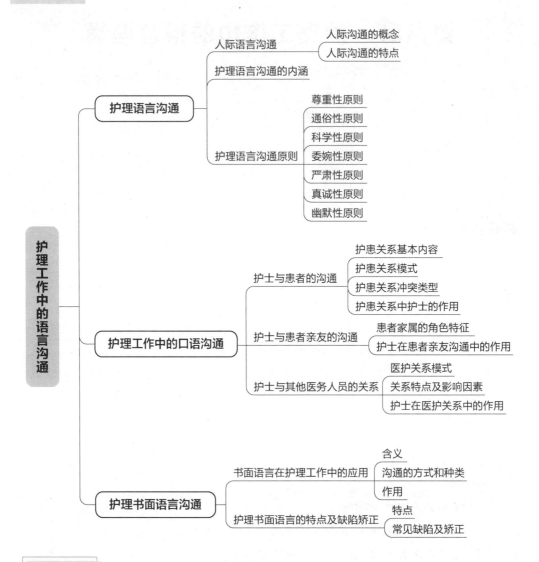

护理工作中的语言沟通

- 护理语言沟通
  - 人际语言沟通
    - 人际沟通的概念
    - 人际沟通的特点
  - 护理语言沟通的内涵
  - 护理语言沟通原则
    - 尊重性原则
    - 通俗性原则
    - 科学性原则
    - 委婉性原则
    - 严肃性原则
    - 真诚性原则
    - 幽默性原则
- 护理工作中的口语沟通
  - 护士与患者的沟通
    - 护患关系基本内容
    - 护患关系模式
    - 护患关系冲突类型
    - 护患关系中护士的作用
  - 护士与患者亲友的沟通
    - 患者家属的角色特征
    - 护士在患者亲友沟通中的作用
  - 护士与其他医务人员的关系
    - 医护关系模式
    - 关系特点及影响因素
    - 护士在医护关系中的作用
- 护理书面语言沟通
  - 书面语言在护理工作中的应用
    - 含义
    - 沟通的方式和种类
    - 作用
  - 护理书面语言的特点及缺陷矫正
    - 特点
    - 常见缺陷及矫正

## 案例导入

### 谁 的 错

在某医院儿科病区,值班护士芳芳遵医嘱为患儿配制当天的静脉输液药物,加药完毕后准备为患儿静脉穿刺。患儿看到护士端过来的治疗盘,一看到针头和药液就哭闹不止,护士简单地和宝妈交流,宝妈配合地让宝宝伸出小手让护士选血管。可是患儿拼命挣脱,大哭大闹。妈妈随手拿过治疗台上加药后的哌拉西林钠小药瓶递给患儿。护士说患儿不可以玩这个,患儿家属说"没事"。患儿这时安静地玩起了小药瓶,护士趁机为患儿进行静脉穿刺。穿刺成功后护士正在固定针头时,忽听患儿大哭。原来患儿嘴唇被小药瓶划破了,鲜血直流。患儿家属情急之下伸手推了护士一把,说:"没见过你这么不负责任的护士!"护士解释说:"当时已经告知你不可以玩的啊?!"可患儿家属却说:"那你为何不夺过去不让他玩呢? 我们不懂,难道你还不懂吗?"

**问题**

1. 护士在穿刺过程中是否进行了有效沟通?

2. 如果你是值班护士,你会怎么做?

**提示**

在社会情感中,幼儿处于家庭关爱的中心位置,其依从性受性格、家庭教育等方面的影响,患儿在治疗护理过程中不配合,会加剧家属与护士之间的矛盾。

# 第一节　护理语言沟通

## 一、人际语言沟通

### (一)人际沟通的概念

沟通是指人们分享信息、思想和情感的任何过程。这种过程既包含口头语言和书面语言,也包含形体语言、个人的习气和方式、物质环境,以及赋予信息含义的任何东西。其基本结构包括信息、反馈、通道三个方面,缺少任何一方都完不成沟通。狭义的沟通是指将声音、文字、图片、姿势等信息符号作为媒介,实现某种社会行为的交互作用。人们在社会实践中,通过某种途径或者方式,将相关特定的信息传递给其他接收信息的人。广义的沟通则是指在人类社会的互动过程中,人们不仅交换思想、观念、知识、兴趣、感情、情绪等信息,而且还交换相互作用的个体之间的全部社会行动。沟通是一个复杂的过程,要给它下一个准确的定义是困难的。

人际沟通是指人与人之间在人际交往中彼此交流思想、感情和知识等信息的过程,是信息在个人间的双向流动。它也是一种历程,在一段时间之内,采用目的式地进行一系列的行为。例如,与您的亲人饭后闲聊,或和您的好友千里一线牵的电话聊天,甚至在互联网里与网友们对谈都是人际沟通的例子。在每一个沟通的过程里,都会产生意义,这个行为都是在进行人际沟通。双方在沟通过程中表现的是互动,在沟通过程的当时以及沟通之后所产生的意义,沟通的双方都负有责任。在尚未沟通之前,不能先预测沟通互动后的结果。例如,小孩跟父母开口要钱,道,"我没有钱了,能不能给我一千元当零用钱?"此时还未形成互动前,不能知晓结果为何。可能是同意,也可能是不同意;而且同意或不同意的结果又存在着许许多多的语气、态度等差别。

### （二）人际沟通的特点

人际沟通是一种有意义的沟通历程。在沟通过程中，其内容表现的是什么？其意图所传达的理由是什么？其重要性对于此沟通有多重要？人际沟通中有许多不同于机器间的沟通，有其独特的特点。

1. 目的性　在人际沟通中，沟通双方都有各自的动机、目的和立场，都在不断地设想和判定自己所发出的信息会得到什么样的回答。比如，你需要向人借东西，从而获得帮助，不论你的语气是和缓还是着急，或是拐弯抹角表达，但目的仍是要跟他人借东西而做出的沟通，所以沟通是具有目的性的。沟通双方在沟通过程中发生的不是简单的信息运动，而是对信息的积极交流和理解。

2. 象征性　语言或非语言都是人际沟通的重要工具。例如，文字、书信或文章文摘等属于语言沟通，而面部表情、身体姿势等则属于非语言沟通，两者都能够传达出其表征的含义。两个关系很密切的人，可以用一些手势和暗示进行相互沟通交流。比如，当面对别人的微笑、点头、眨眼等身体信号时，能够感受到一种积极的符号；当患者出现对疾病预后感到焦虑时，护士用手握住患者的手或者拥抱患者也可以表达特殊的意义。

3. 互动性　人际沟通是一种动态的过程，沟通的双方都尝试不断地相互影响。沟通中所产生的影响是以改变对方的行为目的，是一个沟通者对另一沟通者的心理作用。沟通可以借助不同的面部表情、不同的身体姿势，这些面部表情或身体姿势不是单一存在，而是一组表情、一套动作的不断组合，以此成为相互的刺激与反应。因此，也可以把人际沟通定义为产生意义的互动过程

4. 可塑性　可塑性好的人际关系不是自然形成的，好的沟通技巧和沟通能力也不是与生俱来的，都是需要在人际交往中不断学习得来的。学习是人类生存和发展的基本途径，可以试着去观察周围的人的沟通方式和沟通技巧，学习他人优秀的沟通技巧，同时也警惕自己别犯同样的错误。每个人都可以在不断的学习和练习中获益，人际沟通是具有可塑性的。

5. 信息代码以及规则的统一性/相似性　人际沟通是人与人之间的相互沟通和交流，会受到现实中许多因素的制约。人际沟通的成功与失败很大程度上依赖于沟通情境、社会背景、沟通场合以及沟通者的社会、政治、宗教、职业和地位等，当这些因素不对称时，人际沟通将存在障碍。只有在信息发出者和接收者拥有统一的或者相似的信息代码以及规则的情况下，才能保证沟通的信息会得到理解。

## 二、护理语言沟通的内涵

　拓展阅读 8-1　语言

在社会交往中，语言是人与人之间一种特有的交流方式，是人类文明的重要标志之一。人们彼此交往离不开语言，人们信息传递也需要借助语言去沟通，其有效方式包括

口头语言、书面语言、图片或者图形。随着护理学科的发展,特别是整体护理模式的运用,语言沟通在护理工作中的作用越来越被行业所重视,良好的语言沟通是一名优秀护士应该具备的基本技能。

护理语言沟通(nursing language communication)通常是指在护理工作中护理人员与患者或其他相关人员之间以语言为中介进行沟通交流的行为,它以护理过程中护理人员的言语行为作为主要研究对象。护理语言是一个广义的概念,护理语言沟通中语言交流与非语言交流同等重要,是健康教育的主要媒介,也是影响患者身体康复的重要社会因素之一。护理语言的发展有利于护理学的进步,可以有效改善护士和其他保健提供者之间的沟通,提高护理干预措施的可见性,改善患者护理。

### 三、护理语言沟通的原则

语言沟通所产生的影响是以改变对方的行为为目的,是一个沟通者对另一沟通者的心理作用。护理人员作为沟通的发起者需要在特定的态度下坚持相应的沟通原则,才能使护理工作中的沟通到达良好的效果。

1. 尊重性原则　在人们的日常社会生活、学习和工作的交往和相处中,应当坚持一些基本的原则。1943 年美国心理学家马斯洛在其著作《动机论》中提出需要层次理论,尊重的需要是人的一种基本需要。护理人员在护理过程中,需要用平等的态度与方式进行沟通,尊重患者的人格。患者群体由具有自主性、独特性的个体而组成,拥有不同的人生观、价值观、宗教信仰、生活习惯、行为模式等,特别是不同文化背景的患者对待疾病、疾病治疗和预后会产生不同的负面情绪和行为。在护患交往过程中,要避免因压力和不适应而出现贬低患者、不尊重患者的言行举止。

2. 通俗性原则　护理语言的通俗性,是指运用患者能够明白晓畅的语言,把专业的医学术语表述得很具体,把复杂的病理生理说得很浅显、生动,让患者及家属都很容易听懂,而且认可和接受。护理人员在护理工作中可以根据患者的认知水平和接受能力,运用举例子和打比方等语言技巧向患者传授健康保健知识。例如,外科手术医生和患者沟通术中可能损伤邻近脏器时,会将相邻脏器形象地比喻为饺子,"两个饺子靠在一起分开时不会破;但如果粘在一起,分开时就有可能把饺子皮弄破,粘得越紧越容易破"等。

3. 科学性原则　语言的科学性原则是指语言的内容是符合客观实际,论点正确,论据充分,实验材料、实验数据、实验结果均可靠。护理人员不可把民间传闻纳入对患者的健康教育中,交谈时引用的例证或资料都应有可靠的科学依据。例如,护理人员在护患交谈中不可歪曲事实,把治疗效果扩大化,也不能为了引起患者及家属的重视而危言耸听。

4. 委婉性原则　在与患者交流过程中,增进感情,培育良好的护患关系,让患者及家属心情愉悦,是日常谈话交流的重要目的。但是在护理工作中,有很多话题和具体问题的交流很容易让人在心理上产生负面影响,使人不愉快,甚至会破坏护患关系,疏远护患的感情。这时护士就应该坚持委婉含蓄的原则。例如涉及"癌症、死亡"等话题,患者及其家属对"癌症、死亡"都有一种莫名的恐惧,护理人员在和患者交流过程中,应尽量避免使用患者或家属忌讳的语言,以减轻患者的心理负担,减少和防止纠纷的发生。

5. 严肃性原则　护理语言沟通中,情感的表达应具有一定的严肃性,要树立一个大方、高雅的形象,在温暖的语态中要突显护理职业的肃穆,才能体现工作式的交谈。护理人员在工作中不可与患者漫无目的地闲聊,或与他人打闹嬉戏,谈话声调过于抑扬顿挫,或者肢体语言矫揉造作,都会使患者感到护理人员的不专业,从而产生不信任感。

6. 真诚性原则　真诚是打开别人心灵的钥匙。真诚的态度使人产生安全感,减少患者自我防卫。语言沟通的真诚性原则在护患交往过程中尤其重要。在护患交流中,需要开诚布公的态度,护理人员不要将自己隐藏于专业角色后面。护患交流不是例行公事,真诚不是写在脸上,而是发自内心,伪装的真诚比欺骗更令他人厌恶。在护患关系中,护理人员在现有条件下,应清楚地认识到医学能力的极限所在,及时向患者与家属说明情况,提出恰当的建议,解释相关的疑惑,给予适当的心理关怀与支持。

7. 幽默性原则　在护理人际交往中,轻松幽默地开一个得体的玩笑,可以松弛紧张的神经,活跃气氛,营造一个适于交际的轻松愉快的氛围。因而诙谐的护士常更受患者的欢迎与喜爱。在工作中,护理人员可以根据患者的病情、性格适当运用幽默,有效地表达护理意见,调动患者的愉悦情绪,使患者的治疗和护理取得事半功倍的效果。

# 第二节　护理工作中的口语沟通

在人际交往中,口语交际历来具有举足轻重的作用。护士的护理工作对象是有生命和情感的人类,沟通需要根据对象采取相应的沟通技巧。护理工作中根据沟通对象的不同,可以分为护士与患者、护士与患者亲友和护士与其他医务人员之间的沟通。

## 一、护士与患者的沟通

### (一) 护患关系基本内容

护患关系(nurse-patient relationship)是指在医疗护理实践活动中,护士与患者为实现共同目标而产生和发展的一种工作性、专业性、帮助性、多向性、短暂性的人际关系,是组成护士人际关系的主体。狭义的护患关系是指护士与患者之间的关系。广义的护患关系是指护士与患者及患者的亲友、陪护人之间的关系。护患关系是护士人际关系的核心,直接影响护士其他的人际关系。所以护士良好的人际关系有赖于建立和谐的护患关系。护患关系包括技术性关系和非技术性关系。

1. 技术性关系　是指护患双方在医疗过程中,通过护理技术实施建立起来的行为关系,是护士通过运用拥有的护理技术,服务于患者,帮助患者恢复健康,满足患者康复的需要。在这种关系中,护士是服务输出者处于主动地位,患者是服务接受者处于被动地位。因此,当发生护患矛盾时,护士是护患矛盾的主要方面,对患者具有直接的影响。

2. 非技术性关系 是指护患双方在道德、利益、法律、价值等方面,受到护患双方各自在社会、性格、经济、文化背景等多种因素的影响而形成的关系。在各种非技术关系中,道德关系是最重要的关系。由于护患双方所处的位置、环境、教育和道德修养不同,护患关系较容易产生矛盾。护士处于技术服务输出端,在矛盾发生后应该遵从道德规范,维护患者的利益。这里的利益关系包含了护患双方的利益,患者通过付出一定的费用后得到正确的治疗和护理,解除病痛从而恢复健康;而护士通过运用护理技术,使患者康复从而得到身体和精神的满足,也得到物质利益。但应该明确的是,护理人员的物质利益是由国家或医院以工资待遇的形式提供的,绝不是也不能从患者身上索取。法律关系是指在护理活动中,双方的行动和权益都受到法律的约束和保护,任何一方都不得侵犯对方的合法权益,矛盾的双方都应该学会运用法律武器来保护自己的合法权益。

在护患关系中,技术性关系和非技术性关系往往是相互依赖、相互影响、相互作用的。良好的非技术关系有利于护士在医疗护理活动中护理技术的运用,提高患者在医疗护理过程中的依从性,提高患者的满意度。

**(二) 护患关系模式**

护患关系模式是医学模式在护理人际关系中的具体体现。但由于不同的历史时期和医学模式的不同,护患关系也呈现不同的类型。护患关系可分为以下三种基本模式。

1. 主动—被动型模式 也称作绝对服从型模式。这是一种传统的护患关系模式,此模式的特点是"护士为患者做治疗",模式关系的原型为母亲与婴儿的关系。在这种模式中,护士因拥有专业的护理技术,常以"保护者"的形象出现,处于专业知识的优势地位和治疗护理的主动地位,而患者则处于服从护士处置和安排的被动地位。此模式过分强调护士的权威性,忽略患者的主动性,因而有时不能取得患者的主动配合,严重影响护理质量。在临床护理工作中,这种模式主要体现意识丧失的患者、婴幼儿、危重、昏迷、智力严重低下的患者,多运用于新生儿科、重症监护室、精神科。

2. 指导—合作型模式 是在近年护理实践中发展起来的一种护患关系模式,其特点是"护士告诉患者应该做什么和怎么做",模式关系的原型为母亲与儿童的关系。这种关系广泛存在于医疗护理活动中,护士以"指导者"的形象出现,根据患者病情决定护理方案和措施,对患者进行健康教育和指导,但几乎所有的护理操作都需要患者的配合,患者此时处于"满足护士需要"的被动配合地位,根据自己对护士的信任程度有选择地接受护士的指导并与其合作。在临床护理工作中,此模式主要适用于急性患者和外科手术后恢复期患者,目前临床上护患关系以这种模式较为普遍。

3. 共同参与型模式 特点是"护士积极协助患者进行自我护理",护患双方都是护理活动中的主体,拥有相同的主动权和权利,其关系的原型为成人与成人的关系。在这种模式中,护士以"同盟者"的形象出现,为患者提供合理的建议和方案,患者主动配合治疗护理,积极参与护理活动。在患者身体条件允许的情况下,患者可以独立完成某些护理活动,双方共同分担风险,共享护理成果。此种护理模式利于提高护士的积极性,也发挥了患者的积极性,在提高护理工作质量的同时也利于良好的护患关系建立。

### (三) 护患关系冲突类型

护患双方在医疗护理活动中的目标是一致的,建立护患关系的基础也是一致的,护患双方本没有利害冲突。但由于多方面的因素,现今的医疗环境造就了不和谐的护患关系,主要的影响因素有护理人员、患者、社会等方面。

在传统的生物医学模式下,因人力资源不足,工作量、工作时间超负荷等多方面的因素,致使护理人员以疾病为中心,机械地执行医嘱和运用护理技术,而忽略了患者对情感、思想和心理的需求。由于护士队伍职业素养、文化程度、社会背景、道德水平的不同,在护理活动中有些护士会出现服务态度冷漠、生硬,服务意识淡化,缺乏工作责任感,敷衍了事,等等。这些行为不仅影响了护士的好形象,而且使患者的健康受到影响。而部分患者因旧观念残余,在医疗纠纷中维权意识增强,以及对医务人员信任感降低,对医疗水平认识不足,对疾病治疗期望值过高等因素均会造成患者心态不平衡。在社会因素方面,相关法律法规建设的滞后,医疗保健供需矛盾,医疗服务引发的积怨,加上卫生资源分配不公等都加剧了医疗环境的恶化,增加了护患矛盾的发生。

### (四) 护患关系中护士的作用

1. 消除角色定位不准确对护患关系的影响　以护士和患者双方角色定位不准确为第一影响因素。在护患关系建立过程中,当双方对各自的角色定位理解不一致时,可能会感受到对方的言行不符合自己的预期判断。在护理活动中护患双方就会出现沟通障碍,出现护患矛盾。在医疗护理实践活动中,护士扮演的角色是多方面的,如帮助者、决策者、管理者、协调者、指导者、维护者、老师、朋友。大多数患者不了解在不同的时间和地点,护士的角色是有分工和区别。在许多情况下,患者对于护士角色功能认识不是很清楚,护士对自己的角色功能定位也不准确。护士在护理活动过程中达不到患者的预期,会影响护患关系及沟通。例如,接诊一位刚入院的患者,护士为患者安置床位后,介绍了医院的相关制度和进行了健康宣教后转身离开。护士没有做自我介绍和环境介绍,患者呆坐病床不知该做些什么,不该做什么;也不知道自己的责任护士是谁,有问题该找谁询问。运用合理的护理模式可以使护士的角色更加明确。例如,在整体护理中,护士具有主导性角色功能,护士对患者的角色期待应从实际出发,提倡患者积极参与和配合;在护患关系建立过程中,改变患者对护士角色的期待,使双方都能到达符合各自所期待的角色。

2. 减轻和消除知识结构差异冲突的影响　护患之间的知识结构差异主要包括两个方面:一是患者对于疾病治疗效果预期和现实差异而产生的分歧;二是护患在医疗护理活动中配合的意见分歧。例如,糖尿病患者按照医嘱用药治疗后,血糖仍未得到很好的控制,患者可能会对医师的治疗方案产生疑惑或者有意见。通过护患沟通之后,护士发现患者饮食控制不好,喜食水果和淀粉类食物,血糖未能得到很好的控制与其饮食有相关性,通过护士解释和科普相关知识很好地消除了患者的意见。又如,髋关节置换术后的骨科患者,护士告诉患者应尽早下地活动,但患者因疼痛和恐惧心理难以配合,只想单纯依靠手术治疗恢复健康。这时护士需要发挥主导性角色功能,通过术后健康宣教,打消了患者的这种心理,建立信心,使护患之间在护理活动中建立良好的关系。

3. 减轻和消除理解分歧的影响 在护理活动中,当护患双方对交流的信息理解不一致时,护士也应发挥主导性角色功能,对沟通出现分歧的内容反复释义,使双方在理解上达成一致。例如,医务人员之间的沟通常会使用专业术语,很容易让患者产生误解,如果护士在护患沟通中不加以解释,患者就很难真正了解自己的病情,患者反馈的信息也会不准确。又如,医务人员之间由于知识结构和工作中产生的默契,常在相互沟通中使用简称或专业术语,各自能理解对方所要表达的内容,但患者并不一定清楚。在护患沟通中使用简称,容易造成误解。曾经发生过这样一个笑话:祖父带着孙子看儿科门诊治病拿药,医生告知患者家属药丸大的两颗、小的一颗,结果祖父服用两颗药丸,患儿服用了一颗药丸。还有,受方言土语的影响,不同的方言土语也会造成理解的不一致。为了避免理解上的分歧,护理人员在护患沟通中,一定要用通俗而标准的语言,反复解释直至患者完全理解。

📖 在线案例 8-1 无言的愤怒

## 二、护士与患者亲友的沟通

在护理人际关系之中,护士与患者亲友之间的关系也尤为重要。在医疗护理活动中,许多工作是通过患者的亲友进行的,特别是婴幼儿患者、高龄患者、昏迷患者、精神病患者等。如果把患者亲友排除于护患关系之外,是导致护患之间不能有效沟通的原因之一。实际上,护士与患者亲友的良好关系是对护患关系的一种补充。

### (一)患者家属的角色特征

疾病给患者带来的痛苦和影响,家庭中的亲友是最能体会和感同身受的。为了照顾患者,家属的角色功能将不得不进行调整,其主要特征如下。首先,家属是患者原有家庭角色的替代者。患者在家庭日常生活中所扮演的角色是相对固定的,当家庭中缺失患者时,患者的角色就需要其他亲友替代,使患者安心治疗疾病。其次,家属是患者病痛的共同承受者。库布勒·罗斯说过:"亲属往往比患者本身更难以接受死亡的事实。"在一般情况下,严重的疾病医生通常将病情首先告知患者家属,由家属决定是否据实将病情告知患者本人。在这个沟通过程中,家属承受精神和心理双重打击。再次,家属是患者心理的支持者。家属是患者情绪稳定的重要因素,生病后很多患者会出现焦虑、恐惧的心理,需要他人的安慰和关爱,患者的家属是承担这一角色的最佳人选,来自家属的关爱和支持对患者是极大的安慰。最后,家属是医疗护理计划制订及实施的参与者。在整体护理模式下,医疗护理活动需要患者及其家属的积极配合和参与,特别是婴幼儿患者、高龄患者、昏迷患者、精神病患者,患者家属的参与尤为重要。因此,患者家属是医务人员治疗患者疾病的助手和支持者,其在患者治疗期间扮演的角色是无可替代的。

### (二) 护士在与患者亲友沟通中的作用

在护理活动过程中,护士应理解患者家属迫切了解患者病情的心情,主动向患者家属介绍病情、治疗护理措施以及预后,表达医务人员对患者的关切,展现协助患者战胜疾病的信心,同时也表达希望取得患者及其家属的配合。对于患者家属心中的疑惑,护士应耐心细致地做思想工作,力求减轻患者家属的心理负担,增强其对医务人员的信任感。家属一旦了解自己在患者疾病康复过程中应起的积极作用,均会积极主动地配合医务人员的治疗和护理。事实证明,患者离开医院越早,就越需要家属们在患者的治疗护理中发挥积极的作用。

## 三、护士与其他医务人员的沟通

在现代医院的健康服务体系中,从患者生病入院到身体康复出院,每一个环节都离不开护理人员的服务,护士几乎每时每刻都要对住院患者的安全和健康承担责任。在这个过程中,护士需要和其他医务人员合作,共同完成患者的治疗活动中。因此,良好的医护关系在患者的治疗过程中至关重要。

### (一) 医护关系模式

在医疗健康服务体系中,医生和护士的关系最为密切,在医院工作人员相互关系中所占比例最大,对患者疾病的治疗和医疗健康体系的发展影响深远。医护关系正在经历了从"主导—从属型"到"并列—互补型"的转变。主导—从属型是在传统医学模式中形成的。随着医疗技术水平的进步,护理逐渐从医疗行业中分离出来形成独立的行业,开始承担一部分的治疗处置任务,成为医务人员中的一部分。但此阶段护士工作只是医师工作的组成部分,医护关系只是一种支配与被支配的关系。随着医学模式的转变,人们对疾病和健康的认识发生了根本的改变,护理发展成为一门独立的学科和一个完整的体系,主导—从属关系模式已不适用于现在的医疗护理,逐步被并列—互补型关系所取代,现代医学体系中,医疗护理是两个并列的要素,是两个独立的学科,医疗护理两者紧密相连缺一不可、相对独立不可替代,又是相互监督互补不足。没有医疗诊断和治疗,就不会产生护理服务活动;没有护士的治疗护理,医疗工作也无法落实。

### (二) 医护人员关系特点及影响因素

由于主导—从属型医护关系由来已久,护士对于医师有一种潜在的依赖、服从心理,护士从属于医师,只是医师的助手,认为执行好医嘱就是一名好护士。其实医务人员在医疗护理活动中,都有各自明确的分工,在自己的职业范围内拥有自主权,当这种权利被挑战时,就会出现矛盾冲突,影响医护关系。比如当护士在执行医嘱时,对医嘱提出不同的看法时,医师认为立医嘱是自己的权利,不需要护士来干预;护士则认为自己有权利对不妥当的医嘱质疑,医师不应该拒绝。当出现这种医护矛盾时,需要医护双方心平气和地通过沟通来解决矛盾,取得谅解和一致。

### (三) 护士在医护关系中的作用

在如何改善医护关系过程中,虽然这不是护士单方面的责任,但护士在这个过程中,有许多方面都能主动而积极地发挥重要的作用。首先,护士要加强宣传,积极主动地介绍和宣传护理专业,让其他的医务人员了解护理专业。其次,在医护人际交往中应该相互尊重,以诚相待,共同为患者服务,共同对患者负责。另外,医护之间还需要加强理解合作,两者是医疗健康体系中良好的合作伙伴,相互需要,相互促进。当出现医护矛盾时,护士要冷静对待,分析原因,妥善处理,切记不可在患者及其家属面前争论不休,更不应在患者面前谈论其他医务人员的是非长短,这样才能更好地维护医护关系。

# 第三节 护理书面语言沟通

## 一、书面语言沟通在护理工作中的运用

在语言沟通中,分为口头语言沟通和书面语言沟通两类。口头语言是以人类的声音为形式的符号系统,书面语言是以文字作为书写形式记录口语的符号系统。在语言发展历程中,口头语言先于书面语言产生,它是书面语言的基础。口头语言用于口头交际,在间接交流中一般多采用书面语言进行沟通。

### (一) 护理书面语言的含义

护理书面语言(written nursing language)是护理人员在护理过程中书写的文字形式,它应用于护理工作的各个环节,包括病室报告、各种护理病历及护理记录等,是护理工作不可缺少的重要的沟通方式。在护理工作中,护患之间及医务人员之间通过文字或图表等形式进行沟通。通过阅读护理文件,护士可获得患者的间接资料,了解患者的病情变化、护理措施的实施及效果等情况,也可以达到学习他人经验、提高自身业务水平的目的。通过书写护理文件,护士可以将患者的病情和护理工作的情况详细、准确地记录下来,达到专业人员内部沟通的目的。书面语言沟通是护理工作中必不可少的沟通方式,也是做好护理工作,进行护理研究的重要手段。

### (二) 护理书面语言沟通方式和种类

书面语言沟通的主要行为方式是书写和阅读。书写就是使用文字符号将需要表达的内容记录下来,护士将有关患者的病情和护理工作内容按照相关规范进行记录。在护理工作中,护士进行护理工作记录的书写也是整个病历的重要组成部分。阅读是运用语言文字来获取信息、认识世界、发展思维,并获得审美体验与知识的活动,它是从视觉材料中获取信息,理解他人的情感和意见,从而达到沟通的目的。在医疗护理工

中，护士通过阅读病历、护理记录、实验室检查等可获得患者的间接资料。

随着护理学科的发展，护理记录由简单的"见闻式"记录到运用综合医学知识对护理工作进行分析评价、制订护理计划，使护理记录的形式和内容都得到极大的更新。护理书面语言沟通根据其内容和特点可划分为护理记录、护理管理应用文和护理论文三种类型。护理记录是以文字或图表的形式反映护理工作情况的书面记录，包括护理表格和一般护理记录，护理表格是指将某些特殊的符号和词组填写到特定的表格中，以表述相应的含义。如体温单、医嘱单、服药单、床头卡、各种检查申请单等。这些表格简明实用，在临床护理工作中运用广泛。一般的护理记录主要是通过文字表达含义，如病室报告、交班报告、护理计划、护理措施等，这些记录反映了患者病情发展和恢复的情况，同时也反映了护理人员的文化素养、思维方法、知识范围、工作能力等。护理管理应用文是各级护理管理工作者在处理各种公事中应用的文体，其主要用以传达和贯彻上级的方针政策，包括护理工作计划、总结、规章制度、调查报告等。护理论文主要以说明和议论为主要表现形式，是以护理学及相关学科的理论为指导，经过科研设计、实验观察、归纳分析、统计处理撰写而成的护理科技作品。

**（三）护理书面语言的作用**

1. **储存与沟通**　护理书面语言通过书写方式将各种信息进行完整、准确、清晰地储存，如护理记录单、体温单、护理论文等。护理书面语言也是医护之间一种有效的沟通方式，明确了各自应该履行的工作职责和法律责任，成为具有法律效力的客观证据。护理书面语言作为人际沟通的重要工具之一，保证了临床护理工作的连续性和完整性，有利于提高患者的治疗和护理效果。护士通过书面语言向患者介绍医院的服务宗旨、服务内容和服务特色；对患者进行健康教育；将患者在住院期间应该履行的职责和权利告知患者或患者家属，以明确护患双方各自应承担的责任和权利。

2. **考核与评价**　书写护理记录是临床护理的常规工作，它不仅反映了护士的工作态度和专业技术水平，也反映了医院的护理服务质量。在医院护士综合考核中，护理记录书写质量常作为考核评价护士工作业绩和水平的基本依据。在考核和评价医院护理质量和护理管理水平中也起着重要的作用。

3. **教学与科研**　由于护理文件具有连续、完整地反映护理活动全过程的特点，因而也是临床教学的理想素材。一份标准、完整的护理计划可以使学生将课堂的理论知识与临床的护理实践更好地结合起来，是一份很好的教学资料。一些特殊病例还可以作为临床护理个案分析与讨论的资料。在临床教学中，教师可以利用护理文件的相关记录，动态地讲述患者的治疗护理经过。护理文件还为护理科研提供了丰富的临床资料，尤其对回顾性研究有重要的参考价值。各种护理论文更是临床护理实践的直接成果和经验总结，对推动护理学术交流、促进护理学科发展具有重要的作用。

4. **法律依据**　护理记录能够准确地记录临床护理工作情况，具有很强的法律效力，特别在发生医疗事故、人身伤害、保险索赔以及医嘱查验等情况时，护理记录中的原始资料就是法律认可的客观证据和司法证明文件。因此，护士在工作中必须严格按照书写原则和要求认真书写各项护理记录,从而保证护患双方的合法权益不受侵犯。

## 二、护理书面语言的特点及缺陷矫正

高度发达的语言是人类和动物区别的根本原因之一,书面语言的发展标志着人类社会的文明历程。而护理工作中的书面语言则具有护理学特征的语言功能分化。

### (一)护理书面语言的特点

1. 科学性和实用性　护理科学的本质属性决定了护理记录的科学性,在护理书面语言的书写中,护士要有严肃的态度、严谨的学风和严密的方法,不搞主观臆断,不先入为主,尊重科学,尊重客观存在,避免因护理文件写作中的错误而造成患者的痛苦。护理实用性的本质属性决定了护理书面语言以实用为目的。在护理工作中,护士除了为患者提供护理操作服务外,就是护理记录书写。护理记录的书面语言要求确切、简洁,内容要求绝对真实、反映客观事实。

2. 大量的医学术语　在医疗活动中会有大量的医学术语被使用,促使护理书面语言中出现医学术语的缩略语、简称以及代表符号,这也体现了护理学科的特点。缩略语和简称是在不改变词语意义的条件下对原词语的一种缩减形式,如全麻(全身麻醉)、风心病(风湿性心脏病)、冠心病(冠状动脉粥样硬化性心脏病)、ECG(心电图)、bid(每日2次)等。

3. 语义确切、表意专一　护理书面语言的单义性是词语运用时最为重要的原则,选择的词语所代表的概念必须严格限定,表意专一而稳定。如果选择运用多义词,容易造成所代表的概念不确定和表意不明确,阅读者很难真正领会其表达的含义。

4. 句型简练、陈述简洁　在护理病历记录中,以描述、陈述患者的症状和体征为主,以病情为依据安排语序,较多运用短句,很少使用关联词语,层次结构一般不复杂。例如,手术交班报告:普外科,王一,男性,39岁。诊断:急性阑尾炎,20:30急诊入室,患者体温39.6℃,心率98次/分,血压102/56 mmHg等。

5. 语言平实、客观真实　护理书面语言不会运用具有描绘性、形象性和富有感情色彩的词语,常使用平实的语言和真实的描述,从而显示护理人员专业写作的客观、冷静、公正的特点。但在一些护理文件中会采用具有比喻色彩生物词语,例如,"粉红色泡沫痰""铁锈色""烂苹果味""哑铃状阴影"等,这修饰性的词语鲜明地显示了不同疾病的特点,具有直观的形象色彩。

　　　在线案例8-2　护理病历范例

### (二)常见缺陷及矫正

1. 书写内容方面的缺陷

1)书写内容遗漏、缺如或空洞　例如,"患者术后伤口引流液较多",究竟术后引流量多少、颜色均未表述清楚。

2)重点不突出　例如,"冠心病患者步入病房,神志清楚,精神差,心律整齐,睡眠可……"该患者的记录重点应该与冠心病有关的病情,而不是过多地描述患者正常的体征。

3)内容不连贯  针对同一名患者,护士在各班次需要进行交接,交接班如果缺乏连贯性,就看不出患者病情发展的趋势和转归。例如,重症监护室颅脑损伤的患者,白班护士记录"患者神志清楚,呼吸平稳",夜班护士记录"患者神志昏迷,呼吸急促",两个班次的护士的护理记录看不出患者病情的发展过程。

2. 字词书写方面的缺陷

1)自创简化字、滥用代用字  把"胆囊"写成"胆束","阑尾炎"写成"兰尾炎","禁忌证"写成"禁忌症"等。

2)医学术语使用不当  例如,"崴了脚""发高烧""输液部位鼓包"等。

3)乱用简称、符号  把"低分子右旋糖酐"写成"低右","Ⅱ度束支传导阻滞"写成"Ⅱ阻"等。

3. 语法修辞方面的缺陷

1)主语偷换  在护理记录中常将医生、护士、患者等主语省略,这样容易造成行为主体不明的错误。例如,"遵医嘱使用活性血管药物",遵医嘱的是护士,"药物"的行为主体是患者,应改为:"遵医嘱给患者使用活性血管药物"。

2)搭配不当  例如,"指导患者进行有效咳嗽的技巧",进行与技巧搭配不当,技巧可以被掌握,不能进行。

3)语序不当  护理记录中句子的各种附加成分必须按照语法要求放在合适的位置,否则会产生歧义。

4. 缺陷矫正要点  首先,护士要有强烈的责任感和敏锐的观察力;其次,在护理文书中记录要重点突出、详略得当、前后连贯,同时要注意记录患者的身心整体状态;最后,要重视书写的规范化和医学术语的使用。

(刁小伟)

**数字课程学习**

○教学 PPT  ○导入案例解析  ○复习与自测  ○更多内容……

# 第九章 护理工作中的非语言沟通

## 章前引言

在人际沟通过程中,除语言交流之外,人们更多会运用非语言沟通(non-verbal communication)来传递信息,表达自己的情感和态度,如动作、表情、眼神、空间距离等。人们在面对面的交流中,很难做到只有声音传播而面无表情、语气的显露。非语言沟通在人际沟通中具有辅助表意,强化感情的作用。

## 学习目标

1. 识记非语言沟通的概念、特点、非语言沟通的主要形式。
2. 描述非语言沟通的主要形式。
3. 应用非语言形式与患者进行有效沟通。

▶ 在线课程9 护理工作中的非语言沟通——表情语言

## 思维导图

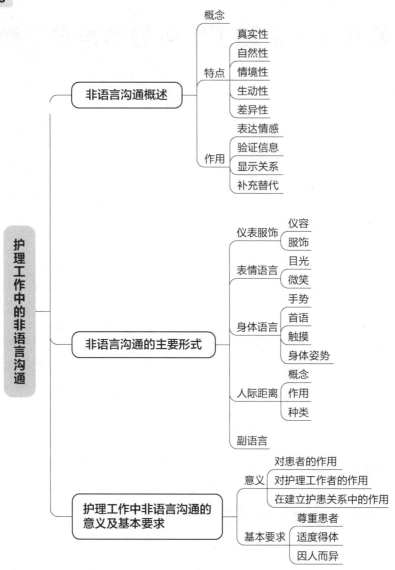

护理工作中的非语言沟通
- 非语言沟通概述
  - 概念
  - 特点
    - 真实性
    - 自然性
    - 情境性
    - 生动性
    - 差异性
  - 作用
    - 表达情感
    - 验证信息
    - 显示关系
    - 补充替代
- 非语言沟通的主要形式
  - 仪表服饰
    - 仪容
    - 服饰
  - 表情语言
    - 目光
    - 微笑
  - 身体语言
    - 手势
    - 首语
    - 触摸
    - 身体姿势
  - 人际距离
    - 概念
    - 作用
    - 种类
  - 副语言
- 护理工作中非语言沟通的意义及基本要求
  - 意义
    - 对患者的作用
    - 对护理工作者的作用
    - 在建立护患关系中的作用
  - 基本要求
    - 尊重患者
    - 适度得体
    - 因人而异

## 案例导入

### 关 切

患者，男性，41岁。因慢性胆囊炎急性发作，痛苦不堪，面色苍白，被同事搀扶着走入普外科病房。护士小王见状，面无表情地对患者说："稍等一会儿，我去叫医师。"说完便不慌不忙地走了出去。护士小张则立即上前搀扶着患者，将患者扶到床边，帮他脱掉鞋子，扶他慢慢躺下，为其盖好被子。然后，小张用关切的眼神注视着患者，询问其病情，并亲切地说："不要着急，医生马上就来。"患者痛苦的面容上露出了微笑,连声说:"谢谢护士!"

**问题**

1. 护士小王的做法对吗? 为什么?

2. 从护士小张的行为中你学会了什么?

**提示**

1. 护士小王与患者交流时面无表情,不慌不忙去叫医生的行为没有体现对患者的关心和安慰。

2. 护士小张运用非语言沟通的技巧与患者交流,有利于与患者建立良好的护患关系。

# 第一节　非语言沟通概述

## 一、非语言沟通的概念

非语言沟通是指借助非语言符号,如人的仪表、举止、表情、体态、距离等作为沟通媒介进行信息传递和情感交流。它能表达语言不能表达的意思,借助非语言还可以体现个人的气质和风度,有助提高沟通效果。

## 二、非语言沟通的特点

### (一) 真实性

很多沟通专家认为,非语言行为比语言行为更能真实地传达信息的含义。在语言沟通中人们可以有意识地控制词语的选择,而非语言行为常常是无意识的。在某种情况下语言信息和非语言信息会传递不同的,甚至矛盾的信息。此时,人们常通过非语言行为来判断说话者的真实用意。所以,非语言行为通常是一个人的真情流露和表达。

### (二) 自然性

语言是人类为了交流与沟通而产生的,它需要通过一定的学习才能掌握。非语言沟通是人在社会活动中,通过观察、参与就可以获得的,并不需要付出多大的主观努力去学习。在现实生活中,运用非语言行为进行沟通是每个人都具有的能力。

例如,一个人在说话时不自觉地做手势、点头、微笑等动作,可增强沟通效果;几个月大的婴儿就知道通过观察别人的表情来做出恰当的反应,当人们向他微笑时,他也会微笑,当人们对他表示愤怒时,他就会啼哭或恐惧;久别的朋友相见时紧紧拥抱、泪流满面,以此表达互相的思念之情,等等。这些都是非语言在交流中的自然流露。

### (三) 情境性

非语言沟通与所处的语言环境有密切的关系。同样的语言符号在不同的环境中,含义不尽相同。有时,同一个非语言行为,由于理解角度不同,在实际运用中容易造成曲解和误会。

例如,微笑可能是表示友善,可能是掩饰紧张,也可能意味着满不在乎,或是在想象愉快的事情;沉默,可能是一个人表达气愤的方式。而另一个人则可能因感到困窘或对某事没兴趣以沉默表示。

### (四) 生动性

非语言沟通是人们能够直接感受到的,它比语言的抽象层次低,更能生动地表达人的思想感情。口头语言人们只能听到,书面语言只能看到,而非语言信号则可以被看到、听到、触摸到和用心去感受到。

当一个被救治后痊愈出院的患者,内心充满感激之情,紧握医护人员的手道别时,虽未开口讲话,但医护人员早已感受到并能深深理解患者的感激之情。

### (五) 差异性

运用非语言沟通要考虑到种族、地域、历史文化、风俗习惯等影响。虽然体态语言有一定的通用性,但不同的民族文化都有自己独特的体态语言。

在美国,食指和大拇指搭成圈,剩下的三个指头分开向上伸直,表示"OK"即"同意"的意思;而在巴西,这一手势表示"肛门",如要表示"OK"则握紧拳头,向空中伸出拇指。俄国人把手指放在喉咙上表示吃饱;日本人做此动作却表示被人家"炒了鱿鱼"。可见不同民族、不同文化背景的人在一起交谈,要充分了解不同体态语言表示的含义,才能保证沟通顺利进行。

## 三、非语言沟通的作用

### (一) 表达情感

非语言沟通的首要作用是表达情感,人们的喜怒哀乐都可以通过非语言形式表达。在医院的患者及其家属常通过非语言形式,以一个眼神、动作来表达他们内心的感受。例如,护士紧紧握住待产妇的手表示安慰;家属在患者的病床边紧皱眉头、不停地搓手,表达其内心的紧张与焦虑。在生活中,朋友久别重逢,紧握对方的双手或紧紧拥抱对方,以此来表达激动、愉悦的心情。

### (二) 验证信息

验证信息是指人们在运用语言行为进行沟通时,往往有词不达意或词意难尽的感觉,因此需要运用非语言行为对语言信息进行弥补,或对言词的内容加以强调,从而使自己的意图得到更充分、更完善的表达。对于患者来说,医院陌生的环境会使其谨慎和不安。例如,有些肿瘤患者想知道病情的严重性,他们会通过有意观察医护人员和家属的面部表情和行为来获取线索。同样,医护人员在观察患者时,也应注意其语言和非语言信息表达的情感是否一致,从而掌握患者的真实情况,实现有效沟通,提高服务质量。

### （三）显示关系

沟通信息包含内容含义（说什么）和关系含义（怎么说）两个层面。内容含义的显示多用语言信号，关系含义的显示则较多依靠非语言信号。

在护患沟通中，当护士靠近患者坐着，这种交谈方式显示了双方平等的关系。护士开会时，往往年资高、职称高的护士坐在第一排，年轻的护士和实习护生坐在第二排，这种身份地位关系的显示，靠的是非语言信号。和蔼体贴的表情向他人传递了友好的相互关系，而一副生气和呆板的面孔则向他人传递冷漠和疏远的关系。因此，非语言沟通在维系医护人员与患者及其家属之间的良好关系方面有着不可低估的作用。

### （四）补充替代

非语言沟通是语言沟通的补充和完善，在许多语言沟通无法准确表达的时候，利用非语言沟通可以达到更好的效果，而且不受民族、国家、语种以及特殊人群的限制。医护人员通过无声的语言不断地将自己的情感、态度、技术水平等信息传递给患者，使患者产生良好的感受，对疾病的诊疗和康复可以达到事半功倍的效果。

## 第二节　非语言沟通的主要形式

### 一、仪表服饰

#### （一）仪容

1. 发型　是显示良好仪容的一个重要因素。要根据个人的工作性质和职业需求设计适合自己的发型。在一般情况下，护士应选择端庄、文雅、适合工作环境的发型，切忌选择式样过于前卫的发型，也不要把头发染成艳丽的流行色。此外，还应做好头发的日常护理，要勤洗发、勤整理、使头发干净整齐，显得有朝气。

2. 皮肤　健康的皮肤能够抵御细菌的侵蚀，防止感染，是保持美丽的基础。在日常生活中，要注意对皮肤的保健和护理，经常对面部皮肤进行清洁、保养，防止皮肤受伤，增强皮肤的抵抗力，以适应护理工作的需求。

3. 化妆　"三分容貌，七分装扮"，化妆是修饰仪容的一种高级方法。成功的妆容是展现良好职业形象的关键手段。化妆要遵循美化、自然、协调的原则，即化妆后比化妆前美丽，妆容要浓淡相宜、自然得体，并与服饰相搭配，与职业和出入场合相协调。

#### （二）服饰

1. 服饰　服饰的选择要遵循 TPO 原则。其中 T（time）是指服饰的时间原则，即服饰的穿着要与时代同步。此外，还要考虑季节的转换和时间的变换，在不同的季节和时间，穿着应不同。P（place）是指服饰的地点原则，即服饰穿着应考虑地点因素，在不同的地点和环境，穿着应不同。O（object）是指服饰的场合原则，即服饰的穿着应考虑场合因素,要与特定的场合氛围相吻合,否则会导致他人对自己的猜疑、反感,甚至厌恶。

2. 护士服饰要求　护士服饰是护士的尊严和责任的标志,是护士职业形象的象征。护士服饰应与护士角色相一致,符合护士的工作场景,能体现护士的精神风貌,并能给予患者亲切、可信的感觉。护士服、护士帽、护士鞋都必须按要求穿戴。

## 二、表情语言

### (一) 目光

眼睛是心灵的窗户。在非语言交流中,目光是主要的信息通道,它可以传递情感,显示个性。

1. 目光的作用

1) 表达情感　目光可以表达个人内心深处的思想活动和情感,并帮助人们传递感情。

2) 调控互动　沟通双方可以根据对方的目光判断其对谈话主题和内容是否感兴趣。

3) 显示关系　目光可以显示人与人之间关系的亲疏以及人际间支配与被支配的地位。比起其他体态信号,目光是一种更为复杂、更加深刻、更富有表现力的信号,恰到好处地应用目光是一种艺术。

2. 目光凝视区域

1) 公务凝视区域　是指在洽谈业务、磋商问题、手术前和患者及家属谈话等时使用的一种凝视。凝视区域以两眼为底线,额中为顶角形成的正三角区内,这是商务人和外交人员经常使用的凝视部位。凝视这个区域,会使洽谈显得严肃认真,并让对方觉得你很有诚意。

2) 社交凝视区域　是指人们在社交场合目光凝视的区域。凝视区域以两眼为上线,唇心为下顶角形成的倒三角区内,是各种类型的社交场合或朋友聚会时经常使用的凝视部位。与他人交谈时注视这个区域,能让对方产生一种平等轻松的感觉,从而营造良好,愉快的氛围。

3) 亲密凝视区域　是指亲人、恋人、家庭成员之间的凝视区域。凝视区域从双眼到胸部之间,多带有亲昵、爱恋的感情色彩。

3. 护理人员目光交流技巧

1) 注视角度　护理人员注视患者的理想投射角度是平视,平视能体现护理人员对患者的尊重和护患之间的平等关系。在护患沟通时,可根据患者所处的位置和高度,灵活调整自己与患者的目光,尽可能与患者保持目光平行。例如,与患儿交谈时,可采取蹲式、半蹲式或坐位;与卧床患者交谈时,可采取坐位或身体尽量前倾,以降低身高等。

2) 注视时间　护患沟通时与患者目光接触的时间不能少于全部谈话时间的 1/3,也不要超过全部谈话时间的 2/3。如果是异性患者,每次目光对视的时间不要超过 10 秒钟,长时间目不转睛地注视对方是一种失礼的表现。

3) 注视部位　护患沟通时宜用社交凝视区域,应该把目光停留在对方两眼到唇心形成的倒三角形区域,使患者产生恰当、有礼貌的感觉。如果目光注视范围过小或死死地盯住患者的眼睛,会使患者产生透不过气来的感觉;如果目光注视范围过大或斜视,则会使患者产生不被重视的错觉。

### (二) 微笑

1. 微笑的作用

1) 传情达意 微笑虽无声,却能表达高兴、同意、赞许、友好、尊敬、谅解等许多信息。与陌生人相遇时,微笑是向对方表示友好;当被别人打扰时,微笑表示谅解。在护理工作中,微笑能帮助患者树立战胜疾病的信心,能让患者感受到来自护理人员的关心和尊重。

2) 改善关系 微笑是广交朋友、化解矛盾的有效手段,可以使强硬者变得温和,使愤怒者变得平静,使困难变得容易。

3) 优化形象 微笑是心理健康,精神愉快的标志。微笑可以美化人的外在形象,陶冶人的内心世界,发自内心的微笑是美好心灵的外在表现。

2. 微笑的艺术

1) 真诚 真诚的微笑可以反映一个人良好的修养和待人的真诚。只有发自内心的、真诚的微笑才能打动他人的心,才能够使沟通在一个轻松的氛围中展开。

2) 自然 发自内心的微笑应该是心情、语言、神情与笑容的和谐统一,是内心情感的自然流露,不能故作笑颜、假意奉承。护理人员自然的微笑能够为患者送去战胜疾病的信心。

3) 适度 微笑要适度。笑得过多,有讥笑之嫌;笑得过久,有小瞧他人或不以为然之意;笑得过短,给人以虚伪感。护理人员应学会用真诚的微笑回答患者提出的各种问题。

4) 适宜 生活中的微笑应该是适宜的、得体的。不是所有的场合都要微笑。微笑应与对方的心情和工作场合相适宜。

📖 拓展阅读9-1 微笑

## 三、身体语言

### (一) 手势

手势语是指用手的动作、姿势来传递信息的一种非语言沟通形式,是身体语言之一。

1. 手势语的分类

1) 情意手势 是用手表达情感的一种动作,可以使抽象的感情具体化、形象化。例如,用力挥拳表示义愤填膺,拍手鼓掌表示热烈欢迎或衷心感谢。

2) 指示手势 一般是指明人或事物所处的方向或位置,从而增强真实感和亲切感,如为问路的人指明所要去的方向。

3) 象形手势 是指通过比画事物的特点,以引起听者的注意。如用手指模拟人或物的形状、大小、高度等。

4）象征手势　用于表现某些抽象的概念，常与语言共同使用。如 O 形手势、V 形手势、拇指手势等，以形成易于理解的意境。

2. 手势语的使用要求　手势语应该随着特定的情境自然而然地形成。在使用时，要把握住以下三个原则。

1）明确精练　手势语应与沟通内容相结合，起到辅助语言表达、突出重点、衬托主题、增强语言信息准确度的作用。

2）自然适度　手势语应与沟通情境密联系。运用手势语不宜过多、过频，以免给人以不稳重甚至轻浮的感觉；手势的幅度也不宜过大或过小，应自然而流畅，与语言沟通内容相得益彰。

3）突出个性　手势语应该富于变化并符合个人风格。

### （二）首语

首语是靠头部的活动来表达信息的非语言沟通方式。常见的首语有点头、摇头、扭头、晃头、仰头、低头等。首语表达的信息量很大，尤其对幼儿，老年患者或无法用语言和其他肢体语言沟通的患者有着非常重要的作用。护士应认真观察，仔细分析患者的首语，从中准确判断患者所要表达的信息。

### （三）触摸

触摸是指人与人之间通过接触抚摸来表达情感和传递信息的一种非语言行为，又称为专业性皮肤接触，俗称体触。触摸是一种最有力和最亲密的沟通方法，常见的触摸方式有抚摸、握手、依偎、搀扶和拥抱等。

1. 触摸的作用　触摸是一种无声的语言，是一种很有效的沟通方式，可以体现关心、体贴、理解、安慰和支持等情感。在不适合用语言表达关怀的情况下，可用轻轻的触摸来代替。触摸可以减轻患者的孤独感，平复患者的不适；触摸老年人可以让他感到世界的温暖；抚摸、拥抱烦躁、啼哭的婴幼儿，可以使他安静下来，并促使其身心得到较好的发展。触摸作为一种辅助疗法在治疗中对人的身心健康可起到不可估量的作用。

2. 护理工作过程中使用触摸的注意事项　虽然触摸能够很好地帮助护理人员与患者进行沟通，但是使用的时候一定要恰如其分，不可滥用，否则会引起麻烦。护理人员在运用触摸时，一定要保持敏捷和谨慎，特别要注意以下几点。

1）情境和场合　触摸一定要根据情境和场合。在任何时候、任何场合，护理人员使用触摸时都要"端诚以处之"。例如，一位患者家属坐在手术室外为手术室内车祸的儿子生命担忧而哭泣时，护士紧握着这位家属的手，可以起到此时无声胜有声的作用。

2）性别、年龄和病情　同性之间的触摸，彼此容易取得好感。但异性之间的触摸必须谨慎。护理人员使用触摸时要根据性别、年龄、病情而定。例如，面对烧伤外科的年轻男性患者，女护士使用触摸就不太合适。年轻女护士与老年男性患者沟通时，抚摸其手臂或手背，可以使患者获得亲密感和舒适感。但是中年女护士则不宜对年龄相仿的男性患者施以抚摸，以免引起误解和反感。

3) 双方关系的程度　触摸应根据双方的关系程度,选择适当的方式。如果双方关系一般或第一次见面时,可礼节性地握一下手。如果双方关系较亲密,则可以通过拍肩、拍背,甚至拥抱等触摸方式来表达更深层次的感情。

**(四) 身体姿势**

身体姿势主要是指人的行走姿势和静态姿势。人的举手投足、坐立行走在某种程度上反映了一个人的精神面貌、身心状态。良好的姿态既可以展示自己,又可以带给别人良好的感觉和印象。

1. 站姿　是所有体态的基础,是保持优雅风度的关键。古人云"站如松",即站的时候要抬头、挺胸、腹部收紧,镇定、自信、泰然自若,给人以挺拔的感觉,切忌弯腰驼背,或重心不稳。

2. 坐姿　是一个人修养、气质和个性的体现。优美的坐姿可以塑造一个人的良好形象。所谓"坐如钟",即坐的时候,后背要挺直,不要把自己"陷"在椅子里。

3. 行姿　属于动态美的范畴。行走的时候要上身挺直,挺胸收腹,两臂自然摆动,步履轻盈,匀速前进,给人以"行如风"的感觉。如果弯腰驼背或步履拖沓,则会显得无精打采或不够自信。

4. 蹲姿　多用于捡拾物品、帮助他人或照顾自己时。蹲的时候不宜弯着腰、臀部向后撅起,而应弯下膝盖并使双膝并拢,臀部向下,上身保持直线,以呈现典雅而优美的姿态。

## 四、人际距离

**(一) 概念**

人际距离是指人与人之间的空间距离,是人际关系密切程度的一个标志。

**(二) 作用**

人们总是以与他人关系的密切程度来调节彼此的距离。关系越密切,距离越近;反之,则越远。每个人都有一个自己的空间,体现对自己的保护和对他人的尊重,也提供了自由感、安全感和控制感。当此空间被侵犯,人们就会感受到被威胁,而产生焦虑不安、厌烦,甚至愤怒。因此,恰当地把握与对方的人际距离,对建立良好的人际关系有着重要的作用。

**(三) 种类**

美国心理学家爱德华·霍尔将人际距离划分为四种:亲密距离、私人距离、社交距离、公众距离。

1. 亲密距离　一般为 0～0.5 米,是一种允许存在身体接触的距离,属于非常亲密的人之间的交往区域。如果不具备这种条件而无缘无故地进入这种距离,便会被视为个人空间遭侵犯。护理人员如果因为工作需要进入这个区域,应事先向患者解释说明原因。

2. 个人距离　一般为 0.5～1.2 米,此距离也是比较亲近的距离。适用于亲朋好友、同学、同事或患者与护理人员之间的交谈等。

3. 社交距离 一般为 1.2～4 米,属于正式场合和公务场合的交往距离。在护理工作中,对于异性患者或敏感患者可以采用这种距离,以减轻患者的紧张情绪。

4. 公众距离 一般为 4 米以上,是公众场所保持的距离。如演讲、作报告、讲课等。

### 五、副语言

副语言是指人体发声器官发出类似语言的非语言信号,即在理解信息时声音所起的作用,也作为非语言沟通的一种形式。副语言是通过口语的声音特征来表达的,如笑声、哭声、泣声、呻吟声、叫声、咳声、喘声、叹气声等,还包括说话时的音质、音量、语调、停顿等。副语言可以表达很多情感。例如,人在焦虑、激动时,说话语速较快并伴有形体动作;人在抑郁时,说话语速则较慢,声调低沉而单调;窃窃私语表示亲切;又说又笑表示兴奋。有时同样的词语,由于副语言的表达方式不同,可产生不同的效果。所以,在沟通时人们不能忽视副语言。然而,通过声音准确地判断一个人的情绪是一个复杂的过程。副语言并不总能被听者准确理解,因为它受许多因素的影响,发送者、接收者、情绪表达和环境都会影响对伴随声音而来的情绪做出评估。

## 第三节 护理工作中非语言沟通的意义及基本要求

▣ 在线案例 9-1 非语言沟通范例

### 一、非语言沟通对护理工作的意义

#### (一)非语言沟通对患者的作用

在医院环境中,患者常常关注护理人员的非语言沟通信息,以弥补语言信息的不足。例如,患者在对医院环境和医务人员陌生的情况下,为了减轻内心的不安和恐惧,常常留意周围环境的各种信息,对护理人员的非语言行为特别敏感。在危、急、重症患者面前护理人员表现勇敢、坚毅、镇定、当机立断等非语言行为,无疑能使患者的情绪由恐惧、焦虑转为平静、稳定,可改善患者不良的心理状态。对于老年人,可在床边看一看伤口愈合情况,摸摸脉搏,拉拉被子,使患者感到护士对他的重视、关心、体贴,消除其顾虑和不安,增强治疗的信心和勇气。因此,护理人员要注意在患者面前的非语言行为表现,以免产生负面影响。

#### (二)非语言沟通对护理工作者的作用

对护理工作者来说,非语言行为是护士与患者进行沟通的重要内容之一。护士要对患者的非语言行为进行准确的理解和判断,以便及时了解患者的需求,更好地为患者服务。例如,患者表情痛苦、眉头紧皱,可能是身体某部位在疼痛;患者面无表情、目光呆滞、反应迟钝、说话缓慢，有可能是情绪抑郁的表现。对那些不能用语言表达需要的患者，如聋哑人，护士则要从患者的表情、手势等判断其需要；而婴幼儿，除了对其表情、动作进行分析外，还要通过其啼哭时声音的高低、节奏的快慢、音量的大小等来判断患儿是否出现病情的变化或有生理的需要。

在护理工作中，医护人员之间也需经常关注对方的非语言信息，并通过非语言沟通来补充语言沟通的不足。特别是在工作繁忙或抢救患者时，医护人员的一个眼神、一个动作都可以传递重要的信息。

### （三）非语言沟通在建立护患关系中的作用

护士在与患者建立护患关系时，非语言沟通起着非常重要的作用。从护理人员和患者的第一次见面起，双方就开始通过某些非语言行为来了解和认识对方。例如，患者入院后，护士对患者微笑，患者即感到亲切，有依赖；相反，护士表情冷漠、不耐烦或将个人的不良情绪带到工作中，患者就会感到惧怕、疏远或不信任，即使他们有心理和生理上的问题，也不会愿意向护士透露，使得护士不能从患者那里得到更多的信息，无法实施有效的护理。因此，护士恰当地使用非语言沟通，能够有效地促进良好的护患关系建立。

## 二、护理人员非语言沟通的基本要求

### （一）尊重患者

尊重患者就是把患者放在平等的位置上，使患者能保持心理的平衡，保持做人的尊严，不会因为患病而受到歧视，即使精神病患者也应该受到同样的尊重。

### （二）适度得体

护士的举止和外表等非语言信息常常直接影响到患者对护士的信赖和对治疗的信心，影响护患关系的建立。在护患交往中，护士的非语言沟通行为要适度、得体。例如，护士的姿态要落落大方，面部笑容要适度自然，言谈举止要礼貌热情，并体现专业性的特点。

### （三）因人而异

在护理工作中，护士要善于根据患者的个性特点采取不同的非语言沟通形式，以保证沟通的有效性。另外，护士在不同的护患沟通情境下或与不同文化背景的患者进行沟通时，应合理应用非语言沟通行为。

（覃　涛）

**数字课程学习**

○教学PPT　○导入案例解析　○复习与自测　○更多内容……

# 第十章 护理工作中的关系沟通

**章前引言**

沟通是人与人之间、人与群体之间思想与感情的传递和反馈的过程,以达到传递信息、交换意见、表达思想及情感、建立各种人际关系、满足自身精神及物质需要的目的。在护理工作中,护士需要与患者、家属、医生、其他护士及其他工作人员进行必要的沟通,以保证护理工作顺利开展和进行。其中,护士与患者的关系是护士职业生涯中最重要的一种专业人际关系。护士通过护患之间有效的沟通来解决患者的健康问题,并促进护患关系的良好发展。

**· 学习目标 ·**

1. 知道护患关系的概念和基本内容、基本模式,以及护患有效沟通的要领。
2. 理解护士与患者亲属关系的意义,以及护士在促进与患者亲属关系中的作用。
3. 描述护士与医生、护士与护士关系的沟通要素。

在线课程 10 护患关系

## 思维导图

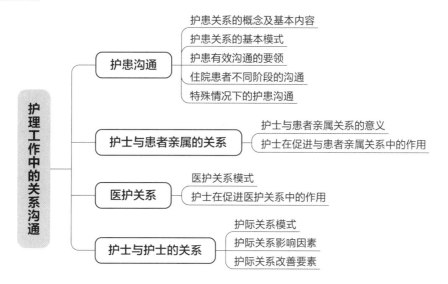

护理工作中的关系沟通

护患沟通
- 护患关系的概念及基本内容
- 护患关系的基本模式
- 护患有效沟通的要领
- 住院患者不同阶段的沟通
- 特殊情况下的护患沟通

护士与患者亲属的关系
- 护士与患者亲属关系的意义
- 护士在促进与患者亲属关系中的作用

医护关系
- 医护关系模式
- 护士在促进医护关系中的作用

护士与护士的关系
- 护际关系模式
- 护际关系影响因素
- 护际关系改善要素

## 案例导入

### 讲    理

**沟通案例——护士 A**

护士:请把桌上的东西收一下。

家属:你们护士管得可真宽,东西放在桌子上有什么妨碍。

护士:不行,医院有规定。

家属:那你说,我东西应放哪里? 柜子那么小,也放不下呀。

护士:这些东西又用不上,你就不能带回家呀,非得摆桌子上呀?

家属:我还就放这了。

护士:你怎么那么不讲理?

家属(大怒):你说谁不讲理? 再说一遍!

**沟通案例——护士 B**

护士:请把桌上的东西收一下。

家属:你们护士管得可真宽,东西放在桌子上有什么妨碍。

护士:大爷,真不好意思。根据病情需要,我们要给患者治疗。治疗时会使用各种仪器,有些仪器需要放在桌子上。您看,桌子上放这么多东西,若给患者打针时,万一桌上的东西碰掉在患者身上,那多不安全呀。

家属:那你说东西放在哪里? 柜子那么小,东西也放不下呀。

护士:您看这样行吗,这些暂时用不到的东西,我先帮您暂存到储藏室,等您回家时带回去行吗?

家属：那多麻烦你呀。

护士：我不麻烦，房间的柜子确实小了点，您能理解就行。

家属：行，能理解，你们也不容易。

**问题**

1. 在本案例中，护士 A 和护士 B 的沟通侧重点有什么不同？

2. 患者家属对两位护士的态度为何不同？

**提示**

护士 A 注重的是医院制度；而护士 B 则站在患者角度，注重的是患者医疗安全。

# 第一节　护患关系

## 一、护患关系的概念与基本内容

在健康服务过程中护患关系贯穿医疗护理过程的始终，是护理工作中人际关系的关键，良好的护患关系是促进患者身心健康的重要条件之一。

### （一）护患关系的概念

护患关系（nurse patient relationship）是指在特定条件下，通过医疗、护理等活动与患者建立起来的一种特殊的人际关系。广义的护患关系是指护士与患者、家属、陪护、监护人之间的关系。狭义的护患关系则是指护士与患者之间的关系。这种关系的实质是帮助与被帮助的关系，是护士与患者之间的工作关系、信任关系和治疗关系。护理工作中护患关系与护理效果密切相关，目标是满足患者的身心需求。因此，构建和谐、平等、信任的护患关系是护理工作者的重要职责之一。

### （二）护患关系的基本内容

由于受到多种因素的影响，在医疗护理活动过程中会形成不同内容的护患关系，基本内容主要包括技术性关系和非技术性关系。

1. 技术性关系（technical relationship）　是护患双方在一系列护理活动过程中建立起来的，是以护士拥有相关的护理知识和技术为前提的一种帮助关系。技术性关系是护患关系的基础，是维系护患关系的纽带。在技术性关系中，护士处于帮助患者解决病痛、恢复健康的主动地位，是服务主体，对护患关系的发展趋势产生决定性作用。

2. 非技术性关系（non-technical relationship）　是指护患双方由于受社会、心理、经济等多种因素的影响，在实施医护技术过程中形成道德、利益、价值、法律等多种内容的关系。

1）道德关系　是非技术关系中最重要的内容。由于护患双方所处的地位、环境、利益以及文化教育、道德修养不同，在护理活动中很容易对一些问题或行为在理解和要求上产生各种矛盾。护患双方为了协调矛盾都应按照一定的道德原则和规范来约束自身的行为,双方都应尊重对方的生命价值、人格和权利,结成一种新型的道德关系。作为一名护士,应以护理道德来严格要求自己,并贯穿于护理工作的始终。

2) 利益关系　指护患双方在相互作用的基础上发生的物质和精神方面的利益关系。患者的利益表现在支付一定的费用后得到治疗护理,满足解除病痛、恢复健康等健康利益的需要。护士利益表现在通过为患者提供护理服务获得薪酬等物质利益,以及由于实施护理使患者康复而得到的精神上的满足及成就感。护患双方的利益关系是在公正条件下的一种平等互助的人际关系。救死扶伤、治病救人是医护工作者的天职,这种职业道德的特殊性,决定了护患之间的利益关系不能等同于一般商品的等价交换,而必须在维护患者健康利益的前提下进行。

3) 价值关系　指以护理活动为中介的体现护患双方各自社会价值的关系。护士在职业服务中,运用专业知识和技能为患者提供优质服务,履行对患者的道德责任和社会义务,使患者重获健康,实现崇高的社会价值。而患者在恢复健康重返工作岗位为社会做贡献,也同样实现了个人的社会价值。

4) 法律关系　指护患双方在护理活动中各自的行动和权益都受到法律的约束和保护,在法律范围内行使各自的权利与义务,调整护患之间的关系。随着社会法制的建立与完善,法律规范已成为护患关系的主要调节手段。护患双方都应学会用法律武器维护自己的正当权益。在护理工作中,护患双方都必须承担各自的法定责任和义务,以法律作为自己的行为准则,侵犯任何一方的正当权利都会受到法律的制约。

**(三) 护患关系的重要性**

随着健康观念的转变,人们对健康的需求发生了变化。随着人口构成和疾病病谱的改变,人们对护理工作也提出了新的更高的要求。在护士为患者提供护理服务的过程中,构建良好、和谐的护患关系变得越来越重要。良好、和谐的护患关系可以减少护患纠纷,利于患者战胜疾病、尽快康复,良好的护患关系具有非常重要的意义。医史学家亨利・西格里斯是医学社会学的积极倡导者,在该领域做出了卓越贡献,并对新中国医疗保健体系的建立产生积极的影响。他在《医学社会学》里曾写道:"医学的目的是社会的,它的目的不仅是治疗疾病,使某个机体康复;它的目的是使人调整以适应他的环境,成为一个有用的社会成员。每一个医学行动始终涉及两类当事人:医护人员和患者,或者更广泛地说,医学团体和社会,医学无非是这两群人之间多方面的关系。"把医护人员与患者的关系看成是整个医学最本质的东西,高度评价了护患关系的重要性。

1. 和谐的护患关系是实施交流的基础　在护患关系中,护理人员起主导者作用,而护理人员是执行医疗程序中的主要成员,是搭建医患沟通的重要桥梁。在医院里,护士工作在第一线,直接面对患者,比其他任何人都更了解患者及家属,护士在医患沟通中扮演着一个非常重要的角色,直接影响医院医疗服务质量的效果。在护患关系和谐的情况下,护士在患者的心中具有一定的威信,护士的要求、承诺和解释易被患者接受,从而保证了对患者评估的顺利进行和采集资料的可靠性。

2. 和谐的护患关系造就良好的心理氛围和情绪反应  和谐的护患关系对于患者来说,不仅可以帮助患者消除因疾病造成的心理应激反应,而且可以使躯体效应从良好的情绪反应中获益;它也可以减轻患者的疾苦,缓和焦虑,激发患者的希望和信心。激烈的语言刺激可使患者情绪发生很大的波动,甚至延长病程;良好的语言诱导可使神经体液调节作用于组织器官,可治疗疾病。和谐的护患关系也可以让护士从这种充满生气的环境中得到更多的心理上的满足。良好的护患关系本身就是一种交流的手段,它不仅可以促进患者的康复,而且对护士的心理健康也是有益的。因此,在与患者的交往中,不仅要接触他们的疾病,还要学会接触患者这个整体。

3. 和谐的护患关系有利于提高护理质量,减少护患纠纷  和谐的护患关系可减少护患冲突,防范护理纠纷的关键是加强护患沟通。患者到医院看病,希望与医护人员进行平等交流,获得尊重。分析护患冲突、护理纠纷发现,很多时候护患纠纷是因为护士讲话太随意、不谨慎,对患者态度冷漠,不关心病情,对患者提出疑问的解释含糊其词,操作技术不熟练,再加上患者缺少对疾病知识、治疗途径、护理方法的了解,对护理产生不信任及反感而造成护患冲突。以上都可归于护患沟通不良,很少是由于对护理质量不满而提起诉讼的。

4. 和谐的护患关系有利于适应医学模式的转变  现代医学模式要求护理工作者从单纯的疾病护理型向临床护理、预防、心理、康复、保健等综合型护理转变。同时护理工作者在护理工作中,要以"预防疾病,保护生命,减轻痛苦,增进健康"为职责,增强自身的责任感,避免患者产生负性情感,减轻患者心理压力,建立和谐的护患关系以提高患者的满意度,增强患者对医护工作的信任,利于临床护理工作的正常开展。提高护理工作质量,化解护患矛盾,最大限度减少护患纠纷的发生,使我们的社会变得更加和谐,真正达到促进患者早日康复的最终目的。

📖 拓展阅读 10-1  诸葛亮游说东吴

### (四) 护患关系的分期

护患关系的建立与发展一方面是出于患者身心健康的需要,另一方面是出于护士工作的需要。因此,护患关系的建立与一般人际关系的建立规律有所区别,护患关系建立可分为以下三个阶段。

1. 观察熟悉期  指护患双方从开始接触到熟悉,并初步建立信任关系的阶段。在此期,护士需向患者介绍医院的治疗环境及设施、医疗场所的各项规章制度、参与治疗的医护人员等,并初步收集患者生理、心理、社会文化及精神等各方面信息与资料。患者也应主动向护士提供相关资料,为进一步治疗与沟通奠定基础。在此阶段,护士在与患者接触时展现自身良好的仪表、言行及态度等都有利于护患之间建立信任关系。

2. 合作信任期  指护患双方在初步建立信任关系的基础上开始护患合作,是护患关系最重要的阶段。在此期,护士需与患者协商制订护理计划。护士对患者应一视同仁,尊重患者人格,维护其权利,主动提供周到的服务,而患者也应做到遵守相关制度,配合护士完成护理计划。在此阶段，护士的知识、能力及态度等都是建立良好护患关系的基础。

3. 终止评价期　指护患双方通过密切合作，达到预期的护理目标，护患关系即将进入终止阶段。在此期，护士应在此阶段来临前为患者做好准备，并进行有关评价，如护理目标是否实现，患者对自己目前健康状况是否满意，患者对护理服务是否满意等。此外，护士也应对患者进行相关健康教育及咨询，并根据患者具体情况制订出院计划及康复计划。患者也应对自身健康状况及护理服务做出正确的评价，为结束护患关系做准备。在此阶段，护士还应继续关注患者的健康状况，不能掉以轻心，避免患者病情反复。

## 二、护患关系的基本模式

护患关系模式是医学模式在护理人际关系中的具体体现。根据护患双方在建立及发展护患关系中发挥的作用、主动性等的不同，可将护患关系归纳为以下三种基本模式。

### (一) 主动-被动型模式

主动—被动型模式（active-passivity model）是传统的、单向性的、以生物医学模式及疾病护理为主导思想的护患模式。

1. 特点　该模式的特点是"护士为患者做治疗"，模式关系的原型是"父母—婴儿"。主动—被动型模式把患者看成单纯的生物学的人，把疾病看成单纯的生物理化因素所致，把治疗和护理疾病的重点放在药物治疗和手术治疗方面，忽视了患者的心理活动和需要。

2. 缺点　此模式过分强调了护士的权威性，忽略患者的主观能动作用。护士处于主导地位，患者处于被动接受护理的从属地位，要求患者绝对服从医护人员的处置和安排，因而不能取得患者的主动配合，严重影响护理质量，甚至使很多可以避免的差错事故不能被及时纠正。

3. 适用性　该模式主要适用于不能表达主观意愿，不能与护士进行沟通交流的患者，如全麻、昏迷、婴幼儿、危重、休克、智力严重低下者，以及某些精神病患者。

### (二) 指导—合作型模式

指导—合作型模式（guidance-cooperation model）是以"生物—心理—社会医学模式"及"疾病护理为中心"的护患关系模式，是目前临床护理工作中护患关系的主要模式。

1. 特点　该模式的特点是"护士指导患者做什么和怎么做"。模式原型是"父母—儿童"。在护理活动中，患者有一定的主动性，但护士的权威仍是决定性的，患者的地位是"合作"。患者的主动合作包括诉说病情、反映治疗情况、配合检查和各种护理措施，都以护士的要求为前提。

2. 缺点　护士需要根据病情决定护理方案和措施，患者根据自己对护士的信任程度,有选择地接受护士的指导并与其合作。因此,对护士掌握专业知识的要求很高,对患者的接受和理解能力也有所要求。护士在护患关系中仍占主导地位,患者还是处于"配合护士需要"的被动地位,护患关系仍不完全平等。

3. 适用性　该模式适用于护理急危重症患者、重症初愈恢复期患者、手术及创伤恢复期患者。

### (三) 共同参与型模式

共同参与型模式(mutual participation model)是以"生物—心理—社会医学模式"及"健康为中心"的模式,是一种双向的、平等的、新型的护患关系模式。

1. 特点　该模式的特点是"护士帮助患者自我照顾",模式原型是"成人—成人"。护患双方的关系是建立在平等地位基础上的,双方为心理等位关系。在此模式中,护士常以"同盟者"的形象出现,把患者的意见看成是完善护理工作的一个组成部分。患者不仅是合作者,而且积极主动地参与自己的治疗护理讨论,向护士提供自己的病情,参与护理决策,自己独立完成某些护理措施,如自己测尿糖等。患者在治疗护理中获得某种支配权,人格也得到尊重。护患双方处于平等地位,双方相互尊重,相互协商确立护理目标、方法,共享护理信息,双方的积极性都能得到充分的发挥。此模式是一种理想的护患关系模式。

2. 缺点　对患者的自主学习能力要求较高。护士以患者的整体健康为中心,不仅需要了解疾病的护理,还要了解疾病对患者的生理、社会心理等方面的影响,尊重患者的自主权,给予患者充分的选择权,以恢复患者在长期疾病过程中丧失的信心及自理能力,使患者在功能受限的情况下有良好的生活质量。要求护士掌握患者的全面信息,对护士的个人素质和护理工作的时间分配也有较高的要求。

3. 适用性　该模式适用于具有一定文化水平,对疾病相关知识有一定的理解能力的慢性病患者。此类疾病的护理常涉及帮助患者改变以往的生活习惯、生活方式、人际关系等。

以上三种护患模式不是固定不变的。在实际护理活动中,护士应注意区分不同情况下的护理对象,采用恰当的护理模式。即使在同一位患者身上,随着病情的变化或护理项目的不同,也可从一种模式转为另一种模式。护士应根据疾病的性质和严重程度,考虑到每个患者的性格、文化接受程度、自我护理能力等,选择建立一种最合适的关系模式。

### 三、护患有效沟通的要领

把握护患沟通要领,有助于护士与患者沟通时运筹帷幄,得当地使用沟通技巧,实现有效沟通。把沟通简单地理解成语言交流是一种不恰当的认识,护患沟通的要领是观察、倾听和共情。在与患者沟通时,护士要学会用"眼"观察,用"耳"倾听,用"心"共情,才能解读语言和非语言沟通线索的密码,通向患者的灵魂深处。

### （一）日常护患沟通技巧

沟通技巧在护理实践中应用非常广泛，在对服务对象的评估、健康教育、护理实践、健康咨询等几乎所有的护理环节中都需要护士应用沟通技巧。因此，护患沟通贯穿日常护理工作的每个部分。在日常护理中，护士应注意从以下几个方面应用沟通技巧。

1. 移情（transference）　设身处地地为患者着想，理解患者的感受，体谅患者及其家属因生病及住院后面临巨大的压力。特别当疾病比较严重时，患者会有一系列的心理及行为表现，如情绪易激动，对周围的一切很敏感，也常从护士的言语、行为及面部表情等方面来猜测自己的病情及预后。因此，护士良好的、支持性的、明确的沟通技巧可以帮助患者度过这段痛苦的阶段。如果护士能理解患者的感受，可减少他的恐惧和焦虑。反之，如护士漠不关心，会使患者产生不信任感，甚至敌意。

2. 尊重（respect）　尊重患者的人格，维护患者的权利。将患者看成一个具有完整生理、心理、社会需要的综合体，认同他的需要。在与患者沟通的过程中，注意维护患者的自尊和人格，平等地对待每一位患者，鼓励患者说出自己的想法以及积极主动地参与护理计划的制订，尊重患者的知情同意权。

3. 主动（initiative）　主动向患者提供有关健康的信息，并进行健康教育。护士应在护理工作中，随时向患者提供健康信息及进行健康教育。如患者病情发生变化、使用特殊药物、手术前后、检查、治疗各种护理操作前后等，为避免患者出现焦虑、恐惧及不安感，护士应主动、及时地提供健康教育信息及指导。一些长期住院、伤残、失去工作或生活能力的患者容易灰心，有些人可能会产生轻生的念头。护士应经常与此类患者沟通，及时了解他们的情感及心理变化，帮助他们尽快恢复生理和心理健康，或尽量做到生活自理，有较好的生活质量。

4. 反馈（feedback）　在一般情况下，医护人员与患者的沟通中传递了当时特定环境下的需要及信息。医护人员一定要对患者表达的语言或非语言信息及时做出反应。这样不仅可以及时处理患者的问题，满足其需要，而且能使患者感受到医护人员对他的关心和重视，从而促进良好的护患关系的建立。

5. 保密（confidentiality）　2008 年国务院颁布的《护士条例》中第十八条："护士应当尊重、关心、爱护患者，保护患者的隐私。"有时候为了治疗和护理的需要，患者需要将自己一些隐秘的事情告诉医护人员。护士不得将患者的信息透露给他人，若因某些特殊原因需要告诉他人时，要征得患者本人的同意。如果患者的隐私对康复没有影响或帮助，绝不应向其他人扩散或泄露患者的秘密。

### （二）突破沟通障碍

沟通障碍（communication disorders）是一个很宽泛的概念，此处探讨的沟通障碍仅限于在沟通过程中由患者和护士原因所致的常见沟通障碍。面对沟通障碍，护士要积极采取措施来突破。

1. 识别患者防卫心理　在与患者交谈时，涉及的信息可能威胁到患者的面子、隐私等,部分患者会呈现一种防卫心理,表现为不愿意进一步交谈、答非所问、态度冷漠等,致使沟通陷入僵局。此时,护士要适时地为患者解围或暂停交谈,等待更好的沟通时机。

2. 预防沟通偏离主题　为预防沟通偏离主题,护士需围绕沟通目的展开谈话。若患者依然改变话题,护士可从当前患者谈话内容中找到切入点,使谈话内容回归到预定的范围,自然地把话题引回原来的谈话内容。

3. 避免机械说教沟通　说教式沟通中隐含"我比你优秀"的信息,会引起患者的反感。说教式沟通会让患者认为护士有一种优越感,从而不愿意和护士做深层次的交流。因此,护士在护患沟通时应保持一种平等状态。

4. 营造正向沟通气氛　只要开始沟通,周围的气氛就会随之变化。如果双方发出的信息是肯定的,正向的气氛就会逐渐形成;反之,就会出现负向气氛,沟通关系就会变得尴尬、沉闷等。当护患沟通出现负性沟通气氛时,护士要多采用肯定的信息以促进沟通向正向转化,少用否定的信息。

## 四、住院患者不同阶段的沟通

### (一) 入院沟通

入院沟通是指在患者入院时,医护人员通过口述、宣传册等介绍医院的住院环境、住院时的注意事情、医院的管理制度等,也可通过面谈的方式了解患者对疾病的认识、患者所处的心理状态、家属的应激状态等。

1. 入院沟通的目的及沟通流程　入院沟通的主要目的是让患者尽快地熟悉医院环境,并且更好地配合医护人员的诊治与护理。护士先要自我介绍,接着介绍医院的环境,如治疗室、医护值班室、厕所、喝水和吃饭等地点,以及作息规章制度、吃饭时间、查房时间、探视时间、睡觉时间等。安全方面,注意讲解财产安全、人身安全、用电安全等。还要向患者介绍他的主治医生、责任护士、科室主任和护士长。另外,要说一下与患者疾病有关的注意事项,如饮食运动等。

2. 入院沟通的内容及方式

1) 了解患者的基本资料　通过沟通了解患者在入院以前的基本信息,包括患者的一般资料、情绪、饮酒、吸烟、运动等情况;确定患者当前的生活方式、对疾病的认知能力和学习能力,为治疗和护理提供依据。

2) 介绍住院环境　由于社会角色的改变,患者被迫进入医院接受治疗,而医院陌生的环境会增加患者内心的焦虑和紧张,使得很多患者在刚入院时出现失眠、不安、治疗不合作等现象。医院环境介绍能使患者快速适应医院生活和增加患者安全感的有效手段。

3) 取得患者信任　当患者进入医院这个陌生环境时,大多数患者在心理上是需要关爱的。在此时,医护人员能够以一颗真诚的心热情为其服务,主动关心患者,满足患者的需求,是取得患者信任的重要途径之一,能够为良好的护患关系建立打下坚实的基础。

通常由护士承担患者入院首位沟通者的角色。入院沟通可采用口头教育和发放健康教育小册子、卫生报刊、住院须知等形式,既让患者了解了卫生科学知识又拉近了医患关系,消除患者入院时的陌生感和恐惧感,有利患者安心配合治疗。

3. 入院沟通的注意事项

1) 掌握沟通的原则 诚信、尊重、同情、耐心。

2) 医护人员正确的角色定位 需要明确护患之间是战友关系,是共同应对疾病的战友。需要建立专业的神圣感,在尊重患者的同时,也需要赢得患者的尊重和信任,以仁慈、仁爱、友善对待患者。在沟通中既不能违反医疗护理规章制度,也不能忽略对方的感受或随意应答,这样才能防止患者提出超越医疗规章制度的要求。

3) 学会倾听 掌握倾听的技巧,耐心听取患者或家属的病情介绍,不要轻易打断有助了解病情治疗的各种情况。如果需要打断,要注意语气和用词,分析判断患者关心的问题,恰当地做出介绍,以增进了解。

4) 态度诚恳 患者来到医院,最希望医护人员能够重视自己,关心自己。护士选择适宜的宣教时间和顺序对患者进行宣教,既让患者能尽快消除陌生感,感受到爱心和真诚、温暖和希望,减轻焦虑,又能在不知不觉中接受宣教内容,并建立良好的护患关系,以稳定的情绪积极配合以后的治疗。

5) 言语通俗易懂 在做入院宣教时语言要通俗易懂,避免使用医学术语,根据患者的不同素质、不同文化程度等,灵活选择不同的表达方式,必要时可示范给患者看。

### (二) 住院沟通

住院期间沟通是指患者在住院期间,医护人员应以患者的疾病为中心,向患者或家属介绍患者的疾病诊断情况、主要治疗和护理措施以及下一步治疗方案等,同时回答患者提出的有关问题。

1. 住院期间沟通的方式及地点 患者住院期间,主治医师和责任护士必须对患者的诊断、检查目的及结果、某些治疗可能引起的后果、药物可能发生的不良反应、医疗费用等情况进行经常性地与患者及家属沟通,并将沟通内容记载在病程记录、护理记录上。

1) 首次沟通 护士在患者入院 2 小时内,向患者介绍医院及科室概况和住院须知,要进行的检查、下一步的治疗护理方案、执行的护理措施和注意事项等,并记在护理记录上。

2) 分级沟通 沟通时根据病情的轻重、复杂程度以及预后的好差,由不同级别的医护人员与患者沟通。对普通疾病患者,应由责任护士巡视病房时与患者或家属进行沟通;对疑难、危重者,由科主任、护士长组织人员共同与患者家属进行沟通;对治疗护理风险较大、治疗效果不佳及考虑预后不良的患者,应院内会诊,科主任、护士长将会诊意见及下一步治疗护理方案向患者或家属说明,征得同意,在沟通记录中请患者或家属签字确认。如已经发生纠纷或有发生纠纷苗头的,要重点沟通。在必要时可将患者的病情报医务、护理管理部门,组织人员与患者或家属签写医疗协议书。

3）健康教育讲座　利用公休座谈会或根据住院患者情况选定时间,由医生或护士进行集体讲解。内容带有普遍性,如个人卫生、公共卫生、饮食卫生,常见病、多发病、传染病的防治知识,简单的急救常识等。讲解时注意语言通俗易懂,宣传的方式除口头讲解外,还可以配以视频、幻灯片、模型,也可让患者现身说法、训练表演、保健操传授等,以提高教育效果。

4）个别指导　在给患者做治疗、护理、查房时,结合患者的病情、生活习惯提供咨询,并根据患者的不同情绪分别给予相应的心理导。

5）手术患者的健康教育　对手术患者进行专题健康教育,向患者讲解手术的大致过程、术前准备、术中配合及术后康复知识,减轻和消除患者的恐惧和紧张感,以利手术顺利进行及术后康复。

2. 住院期间沟通时间的选择　选择好沟通的时间是建立良好的、有效的沟通的重要途径之一。因此,医护人员需掌握以下的适宜沟通时间。

1）晨间护理　利用晨间护理的时机,既可以获得患者疾病的情况,又可以对患者再次进行仔细检查,询问患者不习惯的地方,听取患者对治疗和护理、病房管理的意见。积极为患者创造一个安静、整洁、舒适的环境。帮助患者解决生活上的困难。护士通过切实的行动获取患者的信任,与患者建立信任是护患沟通的重要内容和先决条件。

2）护理操作时　在操作过程中通过聊天的方式,采用开放式的提问使患者主动说出自己的主观感受,从而收集到内容丰富的信息,并可在此时进行健康指导,使患者树立战胜疾病的信心。

3）午间护理　大多数患者的一般治疗会在下午基本结束,患者在用餐午睡后精神状态通常较好,此时与患者沟通,了解患者的饮食情况、排泄、肢体功能锻炼和心理需求,是护理措施实施后效果评价的最佳时机。

### （三）出院沟通

出院沟通是指患者病情稳定,康复出院前几天或出院时进行健康指导及注意事项的交代。

1. 明确出院沟通的目的　通过对患者出院时生理需求、心理需求、期望需求等的了解,护士根据患者的疾病所处治疗阶段和患者出院时的生理、心理状态等进行有针对性的沟通,指导患者的治疗和康复。

1）解决问题　在患者出院后,患者缺少了专业医护人员的照顾,患者及家属会产生各种不适应,通过医护人员在出院时的指导,能够增强患者及家属的信心。

2）提供方案　某些患者出院时还处于疾病的恢复阶段,疾病并没有完全治愈,为了阻止病情的恶化或复发,医护人员应该就患者治疗、检查、用药、康复、休息与运动、饮食等问题向患者及家属提供仔细、正确、全面的方案,帮助患者积极恢复生理及心理的健康。

3）健康宣教　患者出院时一般病情得到了控制、缓解,为了提高患者出院后的生活质量与健康水平,要求医护人员在患者出院时进行必要的健康教育,促进患者疾病的康复。健康教育的主要内容如下。①饮食：可以分为普通饮食和特殊饮食，后者主要是指糖尿病饮食、高血压饮食、肝病饮食、肿瘤饮食等。②起居：强化健康的有规律的生活作息时间的意义，避免熬夜。③习惯：养成良好的生活习惯，改变和克服与疾病相关的不良嗜好，如吸烟、酒、嗜吃油腻食物等。④活动：向患者提供运动指导，制订运动的时间、方式等。⑤遵医：告知患者出院后的复查时间、药物服用方法及注意事项、康复训练的要求和方法，监测药物不良反应的表现。

2. 出院沟通时的注意事项

1) 区分沟通对象　在同患者交谈的过程中，应根据患者的职业、年龄、文化背景等，采用不同的交谈方式，交流要恰当，不使用医学术语，要通俗易懂。

2) 运用得体的称呼语　称呼语是护患沟通的起点，称呼得体会给患者留下良好的印象，为以后的交流打下互相尊重、互相信任的基础。护士称呼患者的原则：①根据患者的身份、职业、年龄等具体情况因人而异，力求恰当；②避免直呼其名；③不可用床号取代称谓；④与患者谈及其配偶或家属时，适当用敬称，如"您夫人""您母亲"，以示尊重。

3) 避讳语　对不便直说的话题或内容用委婉的方式表达，如耳聋或腿跛，可代之以"重听""腿脚不方便"；患者死亡，应使用"病故""逝世"，以示对死者的尊重。

4) 注意职业性口语的使用　①礼貌性语言：在护患沟通中要时时刻刻尊重患者的人格，不伤害患者的自尊心，回答患者询问时语言要同情、关切、热诚、有礼貌，避免冷漠粗俗。②保护性语言：防止因语言不当引起不良的心理刺激，对不良预后不直接向患者透露，对患者的隐私要注意语言的保密性。③治疗性语言：如用开导性语言解除患者的顾虑，对某些诊断、检查的异常结果，以及对不治之症者的治疗，均应使用保护性语言

## 五、特殊情况下的护患沟通

### (一) 特殊情绪状态下的护患沟通

护理工作中，会遇到各种各样的患者，他们的表现也千差万别，需要护士掌握沟通技巧，灵活应对。

1. 易激动的患者　有些患者情绪较为不稳定，对周围的事物要求高，稍有不满就会发脾气，甚至做出过激的行为。通常这类患者是在了解自己所患疾病的真实情况后，心理不能接受，再加上躯体原有的痛苦，导致不良情绪的出现。护理人员面对这样的患者时，须注意：①保持耐心和冷静，不被患者的言辞和行为激怒而发生激烈的语言冲突；②适时保持沉默，认真倾听，寻找患者发怒的真正原因；③安抚患者，使其情绪尽量恢复平静，尽力满足患者的合理要求。

2. 愤怒的患者　护士有时会面对一些愤怒的患者，愤怒地指责别人，有时会无端地仇视周围的人。此时护士沟通的重点是对服务对象的愤怒做出正面反应，不要对患者采取任何个人的攻击性或指责性行为，尽量提供发泄的机会，应用倾听技巧了解患者的感受及愤怒的原因，对困难及问题及时做出理解性反应，并及时满足患者的需要，减

轻其愤怒情绪,使身心恢复平静。

3. 抑郁的患者　当患者抑郁时,往往注意力不集中、说话慢、反应慢,甚至有自杀倾向。对待此类患者,应尽量表现体贴及关怀,以亲切、和蔼的态度,使患者感受到护士的关心及重视,对患者的需求及时做出回应。

4. 哭泣的患者　面对悲伤的患者,护士要了解患者哭泣的原因。患者出现沮丧、悲哀等反应时,可以鼓励其表达自己的悲哀,患者可能不会诉说原因,但可以通过与患者家人的沟通了解情况。允许患者独处、发泄、倾听、移情、沉默等,尽可能地陪伴患者,使患者及时调整悲哀心理,恢复平静。

5. 要求太高的患者　这类患者往往存在抱怨周围一切人或物的心理状态。面对这样的患者,医护人员首先应该理解患者的行为,适当地允许患者抱怨,对合理要求及时做出回应。对一些无理要求,如果没有特殊的原因,护士在表示理解的同时,要对患者的不合理要求进行一定的限制。

6. 不合作的患者　这类患者多表现为不遵守医院的规章制度,不愿意与医护人员合作,不配合相应的医院服务治疗和护理。面对这样的患者,医护人员需要积极主动地与患者及家属进行沟通,了解患者不合作的真正原因,建立彼此间信任的关系。通过针对原因的沟通,使患者以良好的心态面对现实,积极配合治疗和护理工作。听之任之、以牙还牙都是不恰当的应对方式。

### (二) 特殊病情状态下的护患沟通

📖 在线案例 10-1　矛盾

不同的患者,其心理反应和心理需求也有区别,这与患者的年龄、文化层次、经济条件、个性特点以及所患疾病严重程度、对疾病的认识水平等有关。

1. 急重症患者　这类患者由于起病急、病情重,对死亡有恐惧心理,因此感到恐惧、焦虑,担心诊断不准确,害怕处理不当造成不良的后果。急重症患者自理能力减弱,产生依赖心理。因此,护士与急重症患者沟通时要多给予患者精神关怀,培养患者的积极情绪,多征求患者的意见和要求,尽量满足其愿望。及时了解患者的病情,倾听他们的感受或要求,细致地观察患者的举动,判断是否有什么需要,采取适当的措施。

1) 理解与同情　急重症患者容易惊慌失措、丧失冷静,更有甚者会向护士提出无理要求或粗暴指责。面对这种情况,护士要保持冷静,理解、同情患者的痛苦,多使用安慰的语言加以说明和解释,以稳定患者的情绪,便于患者积极配合治疗。

2) 谨慎与诚信　急重症患者的情况危急,护士对患者的病情要如实告知,不要过于主观地下结论,面对患者的抱怨,要少说多听以取得患者的信任,使他们积极配合治疗。

3) 积极沟通　护士与急重症患者沟通时要小心谨慎、耐心细致,注意观察他们细微的表情和行为,寻找谈话的切入点,多鼓励他们倾诉,允许他们宣泄不良的情绪,善于从他们反馈的信息中得到有价值的信息,引导他们进入积极沟通的状态。

2. 传染病患者 这类患者不仅自身遭受疾病带来的身心痛苦,还担心自己的疾病给周围人造成威胁,害怕受到别人的歧视。因此,与此类患者沟通时要特别关注他们的心理变化,尊重他们的人格和权利。给予患者充分的理解与尊重,主动、有意识地通过沟通拉近护患关系,让他们感受到亲切和温暖,帮助其消除负面情绪,增强他们战胜病魔的信心。

3. 不能言语交流的患者 因某些疾病原因或治疗需要导致不能使用语言表达需求的患者(如气管切开、声带切除、语言中枢受损等),不能发音或发音含混不清,护士应指导患者使用眨眼、表情改变或约定手势表达基础生理需求,使用书写等方式表达高级情感需求等。

4. 肿瘤患者 肿瘤的确诊对患者及家属的打击是巨大的,给患者带来的精神刺激是巨大的,很少有人能保持平静。护士在与之沟通时要帮助患者尽量降低癌症对患者产生的负面影响,帮助患者调整心态,建立信心,积极配合治疗,使疾病得以控制并向有利的方向发展。

1) 尊重患者的知情权 这是护士最基本的伦理义务。护士在沟通中不得向患者隐瞒确诊结果、医疗干预措施、可预见的"实质性"风险或者不良反应等。当然,告知患者要讲究策略和选择适当的时机。如果告知患者可能引起精神崩溃或丧失信心,在这种情况下不要向患者传达虚假信息,应与家属进行沟通,征求家属的意见后确定隐瞒或者以合适的方式告知,以免发生医疗纠纷。

2) 同情与关怀 肿瘤患者普遍较悲观,有的甚至丧失了治疗的信心,需要护士对他们特别的关心与爱护。多倾听他们的心声并给予安慰,以缓解患者的心理压力。讲话语气要委婉,内容要有针对性,提高患者对信息的可信度。及时了解患者的需要,对于患者的疑问要耐心细致地解答,回答的信息要有专业性、科学性,具有较强的说服力,利于患者缓解焦虑、悲观情绪,鼓起勇气战胜病魔。

### (三) 临终关怀期的护患沟通

临终是指因疾病或意外事故而造成人体主要器官的生理功能趋于衰竭,生命活动即将结束、濒临死亡的状态和过程。临终阶段是人一生的特殊阶段。临终关怀以心理护理为主,治疗为辅,最大限度地减轻他们的心理和躯体痛苦,护士要把握临终患者的心理特点,尽量减轻和消除患者的心理压力和痛苦,使临终患者能够平静、安详、有尊严地走完人生最后的路程。

1. 临终患者的心理过程 当患者得知自己的生命已到尽头,其心理活动是十分复杂的。一般将身患绝症的患者从获知病情到临终关怀的心理反应分为五个阶段,即否认期、愤怒期、协议期、忧郁期、接受期。

1) 否认期(denial stage) 当患者得知自己患不治之症时,大多表现为震惊与否认。此时患者认为可能是医生诊断错了,怀着侥幸的心理四处求医,希望是误诊,企图逃避现实。此时应多给患者及家属些时间,让他们做好防御准备。

2) 愤怒期(anger stage) 患者知道自己确实患了不治之症后,怨恨、无助和痛苦等情绪交织在一起,常迁怒于家属或医务人员,发泄内心的不满、苦闷与无奈,责怪上天的不公平。此时患者需要有机会发泄或有人帮助他们,倾听他们诉说内心的痛苦。

3)协议期(bargaining stage) 此期的患者已接受自己患不治之症的事实,不再怨天尤人,只是乞求医护人员想尽一切办法来挽救自己的生命,期待医护人员能妙手回春,在自己身上出现奇迹。表现为时而安静时而烦恼,对存活抱有希望,能努力配合治疗。

4)忧郁期(depression stage) 当患者认识到乞求已无济于事,死亡就要来临时,表现为悲观、生活萎靡、情绪极度消沉、压抑。患者体验到即将失去健康、财富及家人的悲哀。

5)接受期(acceptance stage) 患者接受人生路程即将结束,并做好了迎接死亡的准备。此时患者对死亡不再恐惧和悲伤,而有一种认命感,表现为平静、安详、少言,并要求陪伴者和探视者保持安静。

临终患者的心理变化是十分复杂的,各个阶段不一定按顺序发展,有时会交错,有时会缺失,各个阶段持续时间长短也不一样。

2. 与临终患者的沟通策略

1)理解和热情地对待患者 理解是与临终患者沟通的前提,护士要准确地评估患者濒死的反应,根据其所处的心理阶段,采取不同的沟通策略。患者在否认期,护士不宜急于把病情真相告诉患者。患者在愤怒期,护士应主动提供时间和空间让患者发泄,不责怪、不制止,注意倾听并给予较多的时间陪伴、关心和疏导患者,保护患者的自尊,满足患者的心理要求。患者在协议期,护士应主动关心患者,鼓励患者说出内心的感受,并给予真诚的帮助,使患者减轻痛苦。患者在忧郁期,护士应多加安慰和鼓励,增强其生活的勇气,并设法转移患者的注意力让其适度地发泄自己的哀伤情绪。患者在接受期,护士应尊重患者,不要强迫与其交谈,给予临终患者一个安静、明亮、单独的环境,减少外界干扰;应设法帮助患者,尽量不让患者留有任何遗憾。

2)帮助患者减轻恐惧和痛苦 处于不同心理阶段的临终患者对死亡都有不同程度的恐惧和痛苦。帮助患者减轻恐惧与痛苦,也是临终关怀的主要任务。让患者从恐惧中解脱,关键是帮助其树立正确的人生观、生死观。生老病死是客观的自然规律,死亡是人生旅途的必经之路,每个人都要走向死亡。

3)尊重患者的权利 患者有权知道自己的病情和治疗护理的情况。在法律允许的情况下尊重患者对死亡时间、死亡地点和死亡方式的选择。

拓展阅读 10-2 三观

# 第二节 护士与患者亲属的关系

## 一、护士与患者亲属关系的意义

护士与患者亲属的关系是指在护理实践过程中,护士与患者亲属或监护人之间建立的人际关系。

### （一）良好的护士与患者亲属的关系有利于促进患者恢复健康

护理人员与患者家属的沟通是护患关系的重要补充，但在实际护理工作中，护士与患者家属的关系最容易被忽视，通常被排斥在护患关系之外，从而导致护患关系不能有效地沟通。患者亲属是沟通和联络患者感情、调整护患关系的纽带，护士与患者亲属的关系是护患关系的组成部分。在许多情况下，护理患者的工作都是通过患者亲属配合完成的，特别遇到一些特殊的患者，如婴幼儿、重症昏迷患者、高龄患者、精神病患者时，护士与患者亲属保持积极有效的沟通显得尤为重要。在护理实践中，护士与患者亲属之间的良好关系在提高护理效果和促进患者康复中起着非常重要的积极的作用。

### （二）良好的护士与患者亲属的关系可减少护理纠纷的发生

人们把护士誉为白衣天使，许多患者和亲属也都以此来勾画理想的护士形象，这是对护士职业的肯定，但有时也是对护士美好形象的过高期望。患者家属对医院的期望是服务优、技术精、疗效肯定、预后好、价格合理。除此之外，还有多方面的需求：既有治疗、护理上的需求，又有饮食、休息、环境、娱乐等的具体要求。他们认为护士应该有求必应、有问必答、百问不厌，能为患者分忧解难，治疗操作无懈可击。他们常用这种理想化的标准来衡量现实中的每一个具体的护士。当发现个别护士的某些职业行为与他们的期望不相符，或患者的某些问题通过护理手段不能解决时，就会对护士产生不满和抱怨。鉴于受到目前医院的物质条件、医疗设备和医疗护理技术水平多种因素的影响和限制，很难同时满足以上种种需求。一旦护士主动服务意识不强，不注意服务态度，服务质量不高，极易成为家属的发泄对象，从而产生矛盾和冲突。良好的护士与患者亲属关系可在护士与患者家属之间建立信任和理解，使沟通、交流顺畅，将促进患者恢复健康的共同目标放在首位，减少医疗护理纠纷的发生。

### （三）良好的护士与患者亲属的关系需掌握患者亲属的角色特征

护士掌握患者亲属的角色特征，得到亲属的有力支持，在提高护理质量、促进患者疾病恢复方面有积极作用。

1. 患者的心理支持者　生病后患者容易出现焦虑、恐惧等心理问题，需要有人排解和安慰，患者的亲属是担当这一角色的最适合的人选。许多患者的心理症结只有亲属才能解开，护士和其他人员是无法代替的。因此，亲属是患者情绪稳定的重要因素，是患者心理的主要支持者，亲属的心理支持对于疾病恢复是非常重要的。

2. 患者生活的照顾者　患者由于受疾病的折磨，生活自理能力会受到不同程度的影响，在住院期间和出院后的一段时间内，生活上都需要亲属承担起照顾的责任。亲情关系使患者从心理上更易于接受亲属提供的生活照顾，能避免因其他人员照顾而产生的不安或内疚感。

3. 患者护理计划制订与实施的参与者　整体护理需要患者的积极配合与参与，但如果病情严重，或者是婴幼儿、精神病患者，患者参与能力受限时，就需要患者亲属积极参与。亲属是患者病情的知情者,特别是那些缺乏自我表达能力的患者,没有患者亲属提供病情资料,护士很难做出正确的护理诊断。患者护理计划的制订、护理措施的落实都需要亲属的帮助。因此,护士应把亲属看作是帮助患者恢复健康的助手和支持者,要善于调动亲属的积极性,共同为患者提供高质量的护理服务。

## 二、护士在促进与患者亲属关系中的作用

### (一)护士与患者亲属关系的影响因素

1. 角色理解欠缺　护士与患者亲属之间若缺乏相互理解,很容易产生矛盾和冲突。一方面,由于我国医疗机构中临床护士普遍不足,护理任务繁重,护士长期处于超负荷工作状态,且因医学的局限性,护士不可能为患者解决所有的问题。很多患者亲属不了解护理工作的特点,不理解护士工作的难处,护士在工作上稍有耽搁,就会被埋怨、指责,甚至殴打护士。另一方面,有少数护士,由于长期处于权威性的帮助者地位,养成了较强的优越感,不善于移情,甚至对患者或其亲属流露厌烦的情绪,因而与患者亲属产生矛盾和冲突。

2. 角色责任模糊　患者亲属是患者心理的支持者、生活的照顾者,也是患者护理计划的制订与实施的参与者,是护士的助手和支持者,亲属和护士应共同为患者的健康负责。有些亲属对自己的角色特征认识不清,认为患者住院,医院就应为患者承担全部责任,包括治疗、护理和一切生活照顾,而把自己摆在旁观者和监督者的位置,当护士要求亲属配合或协助时,便产生不满情绪。实际上,患者的护理需要亲属积极参与,并不意味着患者的护理都由亲属来完成。为患者提供优质的护理服务,满足患者的需求是护士的基本职责。有少数护士对此认识不足,把本应由自己完成的工作交给患者亲属去做。这是引起护士与患者亲属矛盾冲突的常见原因。另外,护士在为患者提供护理服务的同时,也应该充分理解患者亲属,为他们提供帮助和指导,如介绍患者的病情,及时传递信息,指导他们照顾好患者等。但有少数护士因工作繁忙,把回答患者亲属的问题看作是额外负担,采取冷漠的态度,敷衍了事,这也会引起护士与患者亲属之间的矛盾。

3. 患者家属对护理工作偏见和护士自身价值的冲突　患者及家属对护理工作缺乏认识而容易产生误解,再者社会对医疗工作的特殊性缺乏认同,对医疗卫生职业具有的风险水平高、风险复杂、风险不确定和风险后果严重的特点不够了解。来自社会各个不同层次的患者家属,把对护士职业的一些社会偏见带到与护士的交往中,对护士缺乏必要的尊重和理解,而表现不信任的态度,出现重医轻护的现象。受职业困惑的护士,对他人给予自己职业的消极评价和轻视态度比较敏感,容易与患者家属发生冲突。

### (二)护士与患者亲属建立良好关系的要点

1. 热情接待患者亲属的探访　患者亲属会经常来院探望患者。有的亲属第一次来到医院,对环境不熟悉、不适应,对制度也不了解。此时,护士要尊重患者家属并主动

热情地接待,向其介绍医院环境和有关规章制度,并嘱咐探视中的注意事项;即使是经常来院探视的亲属,护士也要主动打招呼,热情帮助他们。

2. 耐心解释患者亲属提出的问题 患者生病住院,家属因为关心患者的病情转归,会经常向护士提出一系列和患者病情有关的问题或期盼护士能给予额外的照顾,而有时对护士的忙碌视而不见,没有体谅和理解护理工作的难处,片面指责护士不尽职尽责。护士应理解患者家属的心情,耐心倾听患者家属提出的问题和反映的情况,并给予相应的解释,对他们的困难提供有效的帮助;并根据自己的知识、经验和所了解的情况,向亲属耐心地进行解释,消除亲属的焦虑和恐惧等情绪。通过这种交往,既可以增加患者亲属对护士的信赖感,同时还可以通过亲属做好患者的心理护理工作。

3. 主动介绍患者的情况,虚心听取患者亲属的意见 患者亲属非常需要向医护人员了解患者的病情及其他相关信息,护士应理解亲属的心情,主动耐心地向亲属介绍患者的病情、治疗措施及预后,让他们对患者的情况心中有数,以减轻他们的紧张和焦虑情绪,也便于他们做好各种安排。患者亲属出于对患者的关心,往往对病情观察得比较仔细,对患者的心理状态也了解得比较清楚,对于患者的护理常能提出一些合理的建议。护士应主动征求患者亲属的意见,认真倾听,虚心接受。

4. 给予患者亲属心理支持 亲人生病,患者亲属会产生不同程度的紧张和焦虑情绪,尤其是突发急症或不治之症,患者亲属往往会感到烦躁不安和孤独无助,他们很需要他人的帮助和支持。护士通过与患者家属的沟通,了解患者生病后的家庭情况,评估其存在的问题。可针对患者家庭面临的各种困难,与家属共同商讨解决问题的办法,并提供必要的帮助,这对于护士与患者家属建立良好的关系是十分必要的。护士应耐心细致地做好患者亲属的思想工作,使他们对疾病有正确认识,减轻心理负担,共同稳定患者的情绪,促进患者早日康复。

5. 指导患者亲属参与对患者的护理 一般来说,患者亲属都有参与护理的积极性,希望自己能更好地照顾患者。但他们大多数不具备医疗和护理知识,不懂得如何参与,这就要求护士进行认真而有效的指导,尤其是出院后,患者的院外护理主要是由患者亲属来完成的,当患者出院时,护士应与患者亲属进行直接沟通,指导他们更好地帮助患者继续治疗和休养。

6. 明确角色职责,提倡换位思考 在临床护理工作中,护士的角色是多方面的,对健康问题进行诊断处理的时候,护士是计划者和决策者;在实施护理干预的时候,护士是健康的促进者;在病区和一定的范围内,护士是管理和协调者,也是患者权益的代言人和维护者;在卫生宣教和健康咨询方面,护士是老师和顾问。换位思考就是要求护士从患者及家属的角度去考虑问题,关心患者的痛苦和对健康的担心,体谅患者在医院治疗期间生活上的不便和经济上的困难,设身处地为患者解决实际困难,让患者及家属满意。护士应学会角色转换,当亲属对护理工作有意见时,护士要抱着理解对方的态度,与对方进行心理置换,尽量消除误会,使患者及患者亲属从护士的语言上得到心理的满足,愉快地接受治疗。

7. 提高护理人员自身的素质　具备专业护理知识和过硬的技术水平是护患沟通最基础的背景因素。因此,护士要具有广博的疾病知识、护理伦理、心理及护理人文理论知识,才能对患者做出针对性指导;具有娴熟、准确、精湛的操作技术,才能使患者及亲属产生信任和安全感。这些知识既能强化护士的职业效应,又能为护患沟通打下坚实的基础。另外,还要提高护理人员的沟通意识和能力,要求护理工作者必须掌握有效的人际沟通技巧,采用语言沟通和非语言沟通等交流技巧,全面提高自身素质和交流能力,以应对不同层次的患者亲属提出的合理诉求。

📖 在线案例 10-2　沟通的技巧

# 第三节　医护关系

医护关系是护士为了患者的健康和安危,与医生共同建立起来的工作性人际关系。医生与护士是临床医疗工作的两支主力军,是工作中经常合作的两个团队,建立良好的医护关系是提高医疗服务水平的重要保证。

## 一、医护关系模式

随着医学模式的转变,护理学逐渐形成自己独立的理论和实践体系,成为一门独立的学科。医护关系模式已由传统的主导(医生)—从属(护士)型模式转变为现代的独立(护士)—协作(医护)型模式,并形成"并列—互补"的新型医护关系。"并列"是指在治疗疾病的过程中,医疗和护理是两个并列的要素,共同构成了医疗护理体系;"互补"指的是护士在与医生不断地进行信息交流,专业互补、优势互补、不足互补。这一模式具体表现如下。

### (一) 相互依存,平等协作

医生的诊疗过程和护士的护理过程两者的目标是一致的,两者既有区别又有联系,既有分工更有合作,是相互依存、相互影响、平等协作的。在并列—互补型医护关系中,医生和护士是同等重要、缺一不可的。

### (二) 相对独立,不可替代

在医疗过程中,医生起着主导的作用,患者疾病的诊断、治疗方案的确定、治疗效果的评价,主要由医生完成。而在护理过程中,护士发挥着主导作用。护士根据患者的情况和医生的诊疗方案,从患者的具体需求出发,从生理、心理精神、社会文化等方面实施整体护理,包括对患者进行心理护理、健康教育、饮食营养护理、多元文化护理等。因此,医疗与护理各自相对独立、各有主次,医生和护士在各自不同的专业领域发挥着不同的作用。

### （三）相互促进，优势互补

医生和护士各有自身的优势和不足，相互共事时处于学科渗透、优势互补、不足互帮的状态。没有医生的准确诊断和治疗，护理工作就无从做起；没有护士的辛勤努力，医生的诊治方案就无从落实。当医生或护士发现对方的不足时，应及时反馈给对方并协助弥补，以确保医疗、护理的质量。

## 二、护士在促进医护关系中的作用

护士与医生是临床医疗护理生命战场的同盟军，处理好医护关系是保证医疗工作的高效率运转及提高服务水平的重要保障。建立和谐的医护关系，护士可以在许多方面发挥积极主动的作用。

### （一）主动宣传、争取支持

为增加医生对护理专业的理解和支持，护士应主动宣传护理的专业特征和内容，介绍护理专业人员新型角色功能。除医院有组织地宣传外，护士在日常工作交往中，也应随时与其他医务人员进行沟通，解释整体护理内涵及具体方法，争取医生的理解和支持。

### （二）相互尊重、取长补短

在医疗护理活动中，医护之间的沟通要以患者为中心开展，要相互尊重、相互学习，取长补短。由于受专业的限制，医疗和护理知识的范围、重点和深度是不同的。作为护士，不仅要掌握本专业的理论知识和技能，还应虚心向医生求教，从更深的理论角度把握疾病的诊疗过程。护士与患者接触频繁，对病情了解较多，在诊断和治疗方面应加强与医生的交流，帮助医生获取更多的信息。

### （三）相互信任、精诚合作

医护之间的相互尊重、相互信任、精诚合作是医疗护理工作顺利进行的基础。近年来，许多大型医院在探索"医护一体化"的工作模式，医护同组查房，医、护、患三方密切沟通，对提高医疗护理质量、改善医患关系起到了促进作用。

### （四）相互理解、主动配合

在为患者提供健康服务的过程中，医生和护士要理解彼此的专业特点，体谅彼此的工作辛劳，主动相互配合。护士应从患者健康出发，主动了解医疗专业的特点，尊重医生的专业自主权，尊重医疗方案的技术权威，并积极主动配合，共同出色地完成医疗护理工作。

# 第四节　护士与护士的关系

护际关系包括护士与护士之间、护士与上级护理管理者之间、护士与实习学生之间的关系，良好的护际关系有助创建和谐融洽的工作氛围，是保障医院和谐发展的重要部分。

## 一、护际关系模式

### （一）优势互补型

优势互补型（complementary advantage type）是医疗卫生系统中最普遍、最典型的护际关系类型。护士是一支庞大的队伍，每个人都有自身的优势和不足，处于一道共事、优势互补的状态。护理人员共同构成一个有恰当的角色定位的团队之后，会产生和谐、融洽的亲人感，在动态中维系着扬长补短的合作共事关系。

### （二）指导学习型

护理队伍由实习护士、护士、护师、主管护师、副主任护师、主任护师等不同资质的人员组成，这就决定了除合作共事的同事关系之外，还有着指导与被指导、带教与学习的师徒关系。指导学习型（guided learning type）关系既是护理管理的需要，也是专业建设的需要。

### （三）合作竞争型

护士之间在合作共事的大前提下，围绕护理工作方法、科研成果、工作质量、服务态度等方面开展比、学、赶、帮、超，实行公平竞争。例如，各种护理管理岗位的竞争上岗，这对促进护理事业的发展是有利的，也是必要的，它属于健康、正常的护际关系。在合作竞争型（cooperative competition type）护际关系中，合作是第一位，竞争是第二位。

## 二、护际关系的影响因素

### （一）工作因素

由于护士工作紧张，任务繁重，加之长期轮班生物钟受到影响，休息质量差，会引起护士自身心理紧张，情感上变得易怒、郁闷，这些负性心理会影响护士之间正常的人际交往。另外，护理工作随机性大，突然变化的情况多，有些在常态下能很好处理的事在随机状态下却不尽然。如在抢救患者生命或处理突发事件时，若无较好的应急能力及心理调适能力，就有可能为一点小事彼此产生误解而引发矛盾。

### （二）性别因素

随着国家对护理工作的重视，护理专业的吸引力和队伍的稳定性提高。目前，虽然注册男护士的人数快速增加，约占护士总数的 2%，但护理队伍中女性仍为多数。一般女性容易受暗示，情感敏锐、心思细腻；在生理上，因内分泌变化及轮班工作造成自身节律紊乱易导致情绪波动，使得情绪行为调节能力下降，也是影响护际关系的客观因素。

### （三）管理因素

护士长与护士是管理者与被管理者的关系。护士长希望下属能很好地领会自己的工作意图，多考虑科室的集体利益，妥善处理好家庭、生活和工作之间的关系，并能尊重和配合自己；护士则希望护士长有较强的管理能力和过硬的业务技术本领，还要关心、理解下属。一旦认为对方角色功能缺失，就有可能产生矛盾。

### (四) 年资因素

新老护士之间由于工作经历、学历等不尽相同,容易发生矛盾。如年长的护士容易因自身专业思想稳定、工作经验丰富,而对新护士要求严格,希望年轻护士尽快掌握护理技术和知识,踏实肯干、安心本职工作,对少数怕苦怕脏、工作马虎、缺乏工作责任心的青年护士产生反感。而年轻护士对年长的护士也会有观念落后、爱管闲事等看法。如相互之间的成见不消除,人际关系也很难和谐。

## 三、护际关系改善要素

护际关系是反映护士素质及工作状态的重要标志。护理团体内部的沟通是以相互理解、尊重、友爱、帮助、协作为基础,创造民主和谐、团结协作的良好人际氛围。

### (一) 相互理解,互帮互学

在护士之间的沟通,应注意相互交流与信息传递。作为护士长,首先要严于律己、以身作则、一视同仁、平易近人、耐心热情,对待下级护士要多用情、少用权,多用非权力因素的影响力去感染下属,工作中体现人性化管理。作为普通护士,也要体谅护士长工作的艰辛,尊重领导,服从管理。护士之间要相互关心、爱护、尊重,不同资历护士之间要互帮互学、教学相长,年轻护士要多向老护士请教,年长护士要帮助新护士掌握正确的护理方法和技巧,在护理实践中耐心传、帮、带,形成民主和谐的人际氛围。

### (二) 换位思考,团结协作

护理工作任务的完成,不仅有赖于护士个人良好的综合素质,还需要护士之间团结和协调运转。各类护士之间应有主动协作精神,有些护理事项虽非自己分内的事,但其他岗位的护士出现困难时也应主动协助,不应过分强调分工。各班护士间应多换位思考,为他人的工作创造条件。不同级别的护士应在自己的职权范围内工作,各就其位、各司其职,保证护理工作井然有序。护士长不仅是病区护理管理工作的组织者和指挥者,也是护士间相互关系的协调者,要充分发挥护士长在协调关系中的枢纽作用。为此,护士长必须了解自己的所有成员,了解每位护士的长处和短处以及她们的个人情况。护士不仅要乐意接受护士长的安排,还应帮助护士长出谋划策,做护士长的好帮手。

总之,护士在处理工作中各种人际关系时,不仅要讲究促进关系策略,还要遵循人际沟通原则,这是一种为人处世的艺术。护士应在处理人际关系实践中,不断提高自己的能力和水平。

(郑 芬)

**数字课程学习**

○教学PPT ○导入案例解析 ○复习与自测 ○更多内容……

# 参考文献

［1］范先佐.教育经济学新编(第四版)［M］北京:人民教育出版社,2015.

［2］李辉,秦东华.护理礼仪［M］.北京:高等教育出版社,2015.

［3］李毅.护理礼仪与人际沟通［M］.北京:人民卫生出版社,2016.

［4］刘芳印,田建丽.护理礼仪与人际沟通［M］.江苏:江苏科技出版社,2019.

［5］秦东华.护理礼仪与人际沟通［M］.北京:人民卫生出版社,2014.

［6］史瑞芬.护士人文修养(护理专业用)［M］.北京:高等教育出版社,2008.

［7］史瑞芬.护士人际学［M］.北京:人民军医出版社,2013.

［8］史瑞芬,刘义兰.护士人文修养［M］.北京:人民卫生出版社,2016.

［9］史瑞芬,史宝欣.护士人文修养［M］.北京:人民卫生出版社,2017:218－220.

［10］唐凤平,单玉香.护士人文修养与沟通［M］.郑州:第四军医大学出版社,2007.

［11］王瑞敏.护理学导论［M］.北京:人民卫生出版社,2015.

［12］王远湘,邹杰.护士人文修养［M］.西安:第四军医大学出版社,2007.

［13］位汶军,过玉蓉.护理礼仪与人际沟通［M］.北京:北京大学医学出版社,2019.

［14］吴玲,韩景新.人际沟通与护理礼仪［M］.北京:江苏凤凰科学技术出版社,2018.

［15］谢虹,王向荣,余桂林.护理人际沟通与礼仪［M］.武汉:华中科技大学出版社,2017.

［16］袁慧玲,韩同敏.护理礼仪与美学［M］.北京:人民卫生出版社,2016.

［17］张涌静,吴明.护理礼仪与人际沟通［M］.北京:人民卫生出版社,2019.

［18］郑荣日,韩景新.人际沟通［M］.北京:人民卫生出版社,2019.

［19］朱兵.护理礼仪与美学［M］.北京:人民卫生出版社,2016.

# 中英文对照索引